Migreeni lokikirja

Tämä kirja kuuluu:

Jos voit selvittää, missä kipusi sijaitsee, se voi olla avain selvittämiseenmiksi sinulla on kipuja.Tämän päiväkirjan avulla voit seurata oireitasi ja löytää tehokasta apua tai päättää, tarvitsetko lääkärinhoitoa.

Migreeni lokikirja

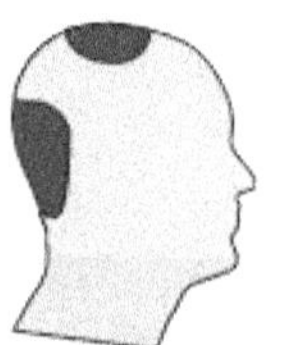

Kaula

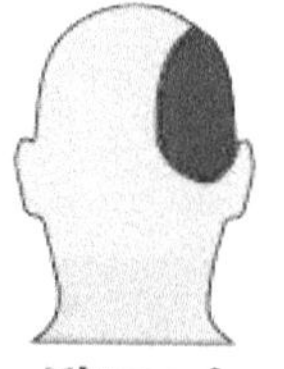

Migreeni

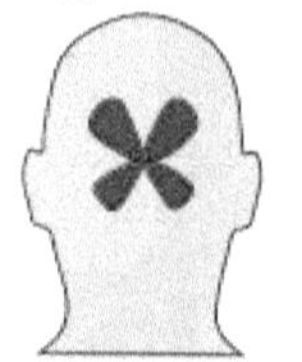

Poskiontelo

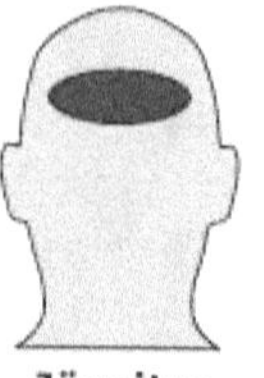

Jännitys

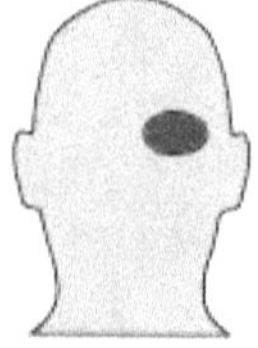

Klusteri

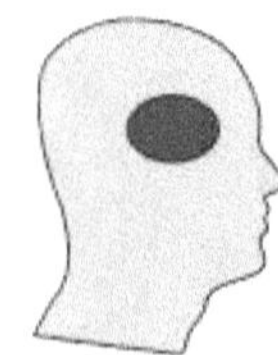

Leukanivelet

Päivämäärä: _______________   **Aika [ ]:** _______________

☐   ☐   ☐   ☐   ☐   ☐   🌡 _______

Kivun vakavuus

1	2	3	4	5	6	7	8	9	10

Liipaisimet

☐ Nälkä	☐ Unettomuus
☐ Kirkkaat valot	☐ Sairaus
☐ Kahvi	☐ Väsymys
☐ Stressi työssä	☐ Hajut / Tuoksut
☐ Stressi kotona	☐ Liike
☐ Väliin jääneet ateriat	☐ Silmien rasitus
☐ Ahdistus	☐ ____________

Avustustoimenpiteet

Lääkitys	
Vesi	
Nukkua	
Harjoitus	
Muut	
Muut	

Huomautukset:

Migreeni lokikirja

Migreeni lokikirja

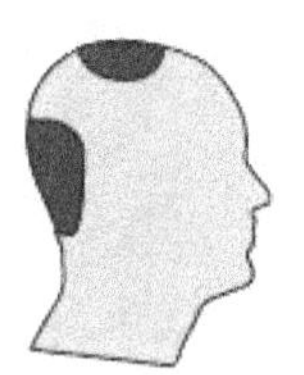 Kaula

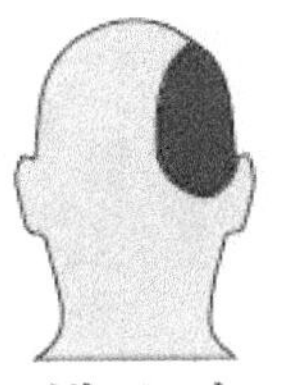 Migreeni

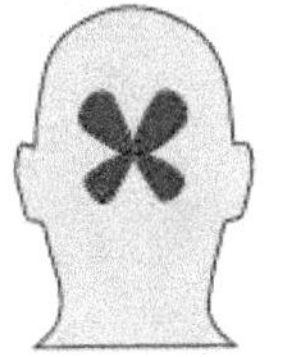 Poskiontelo

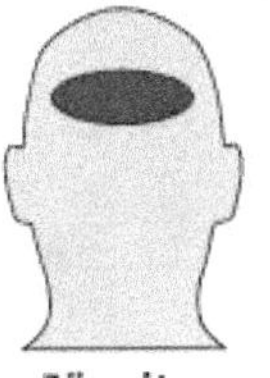 Jännitys

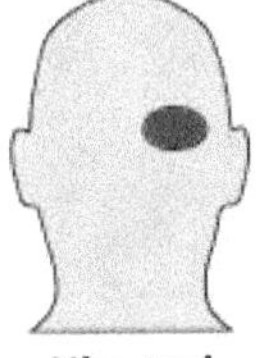 Klusteri

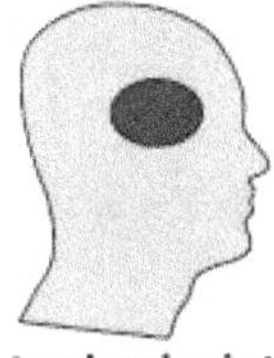 Leukanivelet

Päivämäärä: ______________ Aika [ ]: ______________

☐ ☐ ☐ ☐ ☐ ☐ ______________

Kivun vakavuus

1	2	3	4	5	6	7	8	9	10

Liipaisimet

☐ Nälkä	☐ Unettomuus
☐ Kirkkaat valot	☐ Sairaus
☐ Kahvi	☐ Väsymys
☐ Stressi työssä	☐ Hajut / Tuoksut
☐ Stressi kotona	☐ Liike
☐ Väliin jääneet ateriat	☐ Silmien rasitus
☐ Ahdistus	☐ ______________

Avustustoimenpiteet

Lääkitys	
Vesi	
Nukkua	
Harjoitus	
Muut	
Muut	

Huomautukset:

Migreeni lokikirja

Migreeni lokikirja

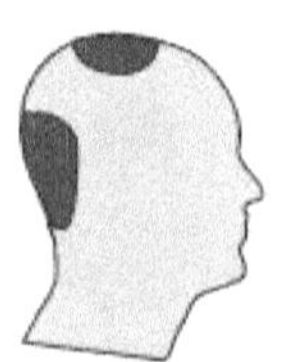
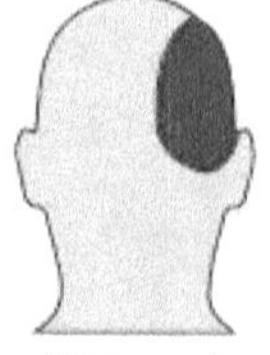
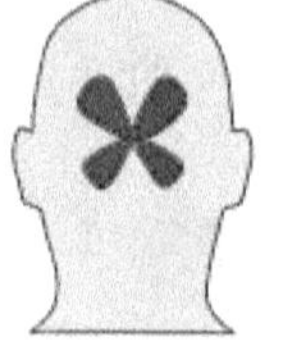
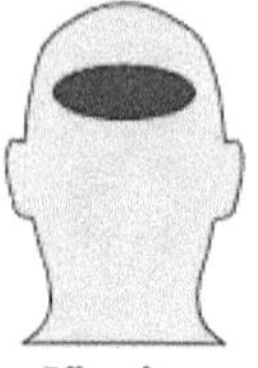
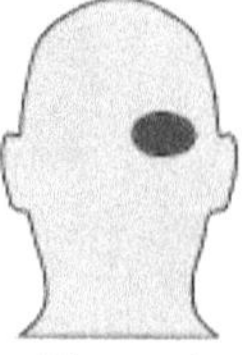
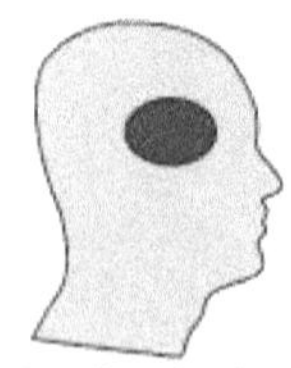

| Kaula | Migreeni | Poskiontelo | Jännitys | Klusteri | Leukanivelet |

Päivämäärä: _______________   **Aika [ ]:** _______________

Kivun vakavuus

1	2	3	4	5	6	7	8	9	10

Liipaisimet

- ☐ Nälkä
- ☐ Kirkkaat valot
- ☐ Kahvi
- ☐ Stressi työssä
- ☐ Stressi kotona
- ☐ Väliin jääneet ateriat
- ☐ Ahdistus

- ☐ Unettomuus
- ☐ Sairaus
- ☐ Väsymys
- ☐ Hajut / Tuoksut
- ☐ Liike
- ☐ Silmien rasitus
- ☐ _______________

Avustustoimenpiteet

Lääkitys	
Vesi	
Nukkua	
Harjoitus	
Muut	
Muut	

Huomautukset:

Migreeni lokikirja

Migreeni lokikirja

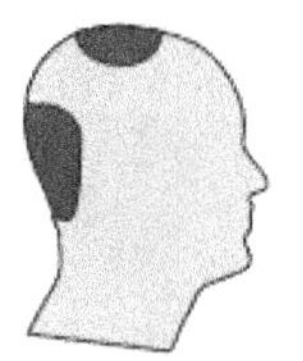 Kaula
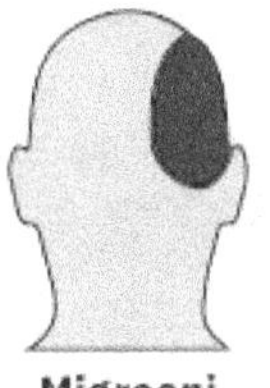 Migreeni
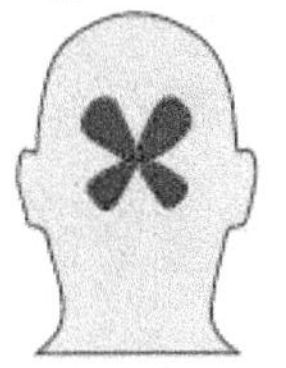 Poskiontelo
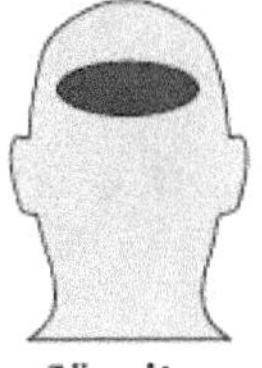 Jännitys
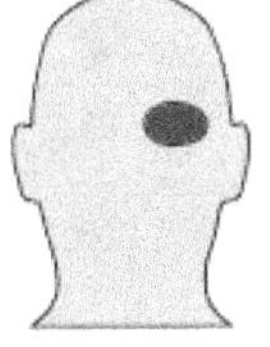 Klusteri
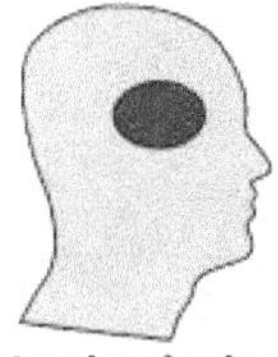 Leukanivelet

Päivämäärä: ______________ **Aika [ ]:** ______________

Kivun vakavuus

1	2	3	4	5	6	7	8	9	10

Liipaisimet

☐ Nälkä   ☐ Unettomuus

☐ Kirkkaat valot   ☐ Sairaus

☐ Kahvi   ☐ Väsymys

☐ Stressi työssä   ☐ Hajut / Tuoksut

☐ Stressi kotona   ☐ Liike

☐ Väliin jääneet ateriat   ☐ Silmien rasitus

☐ Ahdistus   ☐ ______________

Avustustoimenpiteet

Lääkitys	
Vesi	
Nukkua	
Harjoitus	
Muut	
Muut	

Huomautukset:

Migreeni lokikirja

Migreeni lokikirja

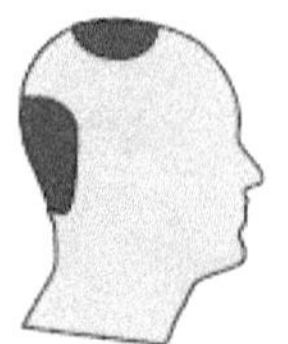 Kaula   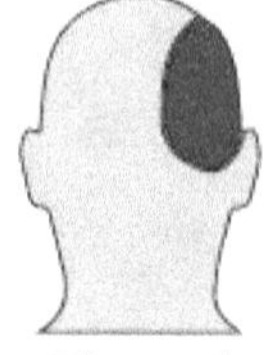 Migreeni   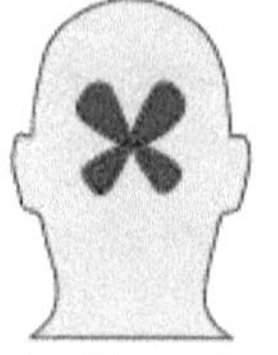 Poskiontelo   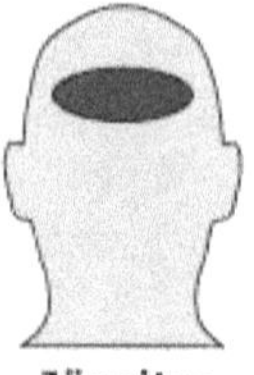 Jännitys   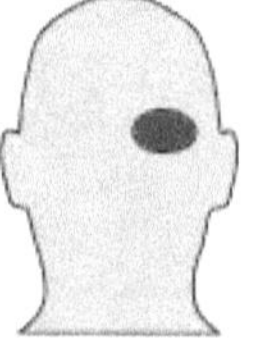 Klusteri   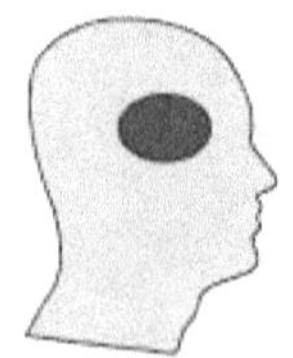 Leukanivelet

Päivämäärä: _____________   **Aika [ ]:** _____________

☀ ☐   ☁ ☐   ⛅ ☐   🌧 ☐   🌧 ☐   🌨 ☐   🌡 _______

Kivun vakavuus

1	2	3	4	5	6	7	8	9	10

Liipaisimet

☐ Nälkä	☐ Unettomuus
☐ Kirkkaat valot	☐ Sairaus
☐ Kahvi	☐ Väsymys
☐ Stressi työssä	☐ Hajut / Tuoksut
☐ Stressi kotona	☐ Liike
☐ Väliin jääneet ateriat	☐ Silmien rasitus
☐ Ahdistus	☐ _____________

Avustustoimenpiteet

Lääkitys	
Vesi	
Nukkua	
Harjoitus	
Muut	
Muut	

Huomautukset:

Migreeni lokikirja

Migreeni lokikirja

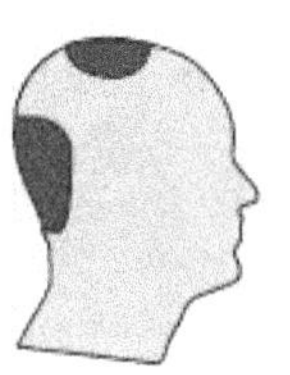 Kaula
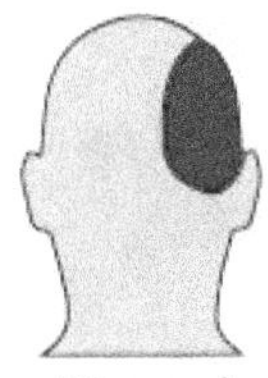 Migreeni
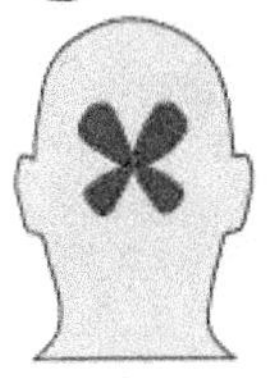 Poskiontelo
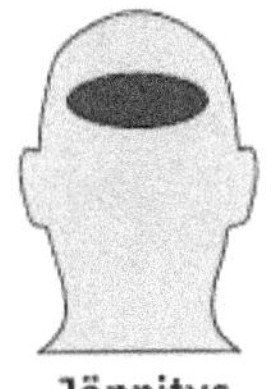 Jännitys
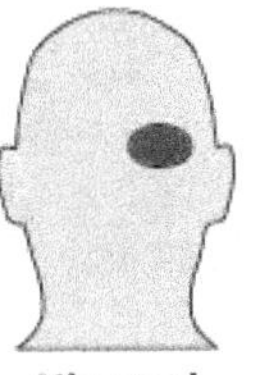 Klusteri
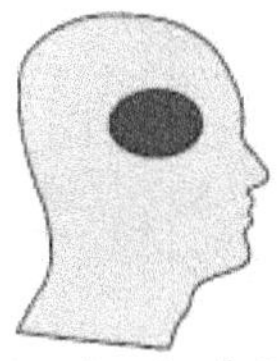 Leukanivelet

Päivämäärä: _______________________   Aika [ ]: _______________________

☐ ☐ ☐ ☐ ☐ ☐ 🌡 _______________

Kivun vakavuus

1	2	3	4	5	6	7	8	9	10

Liipaisimet

☐ Nälkä	☐ Unettomuus
☐ Kirkkaat valot	☐ Sairaus
☐ Kahvi	☐ Väsymys
☐ Stressi työssä	☐ Hajut / Tuoksut
☐ Stressi kotona	☐ Liike
☐ Väliin jääneet ateriat	☐ Silmien rasitus
☐ Ahdistus	☐ _______________

Avustustoimenpiteet

Lääkitys	
Vesi	
Nukkua	
Harjoitus	
Muut	
Muut	

Huomautukset:

Migreeni lokikirja

Migreeni lokikirja

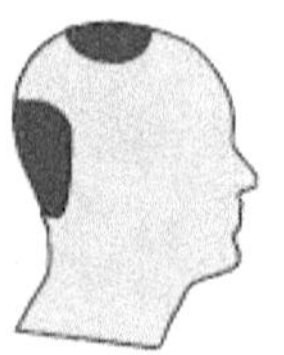 Kaula

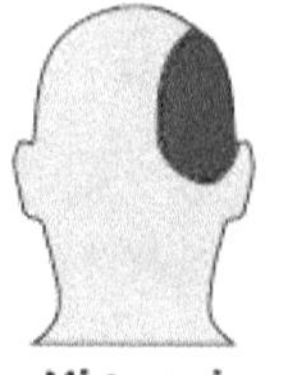 Migreeni

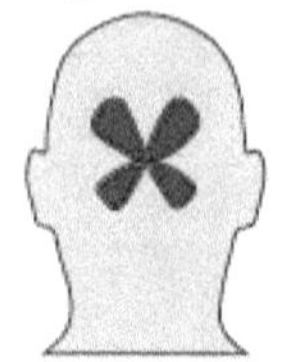 Poskiontelo

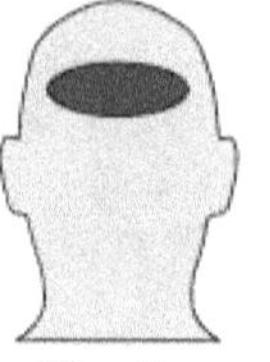 Jännitys

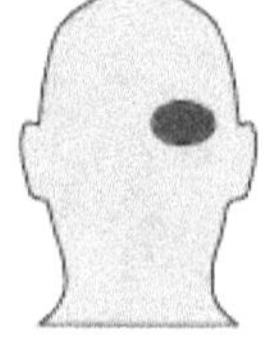 Klusteri

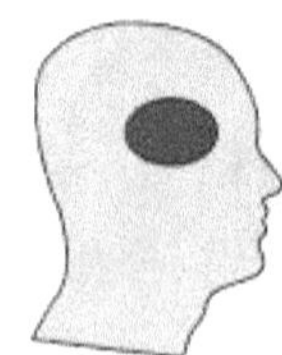 Leukanivelet

Päivämäärä: ___________________   Aika [ ]: ___________________

☐   ☐   ☐   ☐   ☐   ☐

Kivun vakavuus

1	2	3	4	5	6	7	8	9	10

Liipaisimet

☐ Nälkä	☐ Unettomuus
☐ Kirkkaat valot	☐ Sairaus
☐ Kahvi	☐ Väsymys
☐ Stressi työssä	☐ Hajut / Tuoksut
☐ Stressi kotona	☐ Liike
☐ Väliin jääneet ateriat	☐ Silmien rasitus
☐ Ahdistus	☐ ____________

Avustustoimenpiteet

Lääkitys	
Vesi	
Nukkua	
Harjoitus	
Muut	
Muut	

Huomautukset:

Migreeni lokikirja

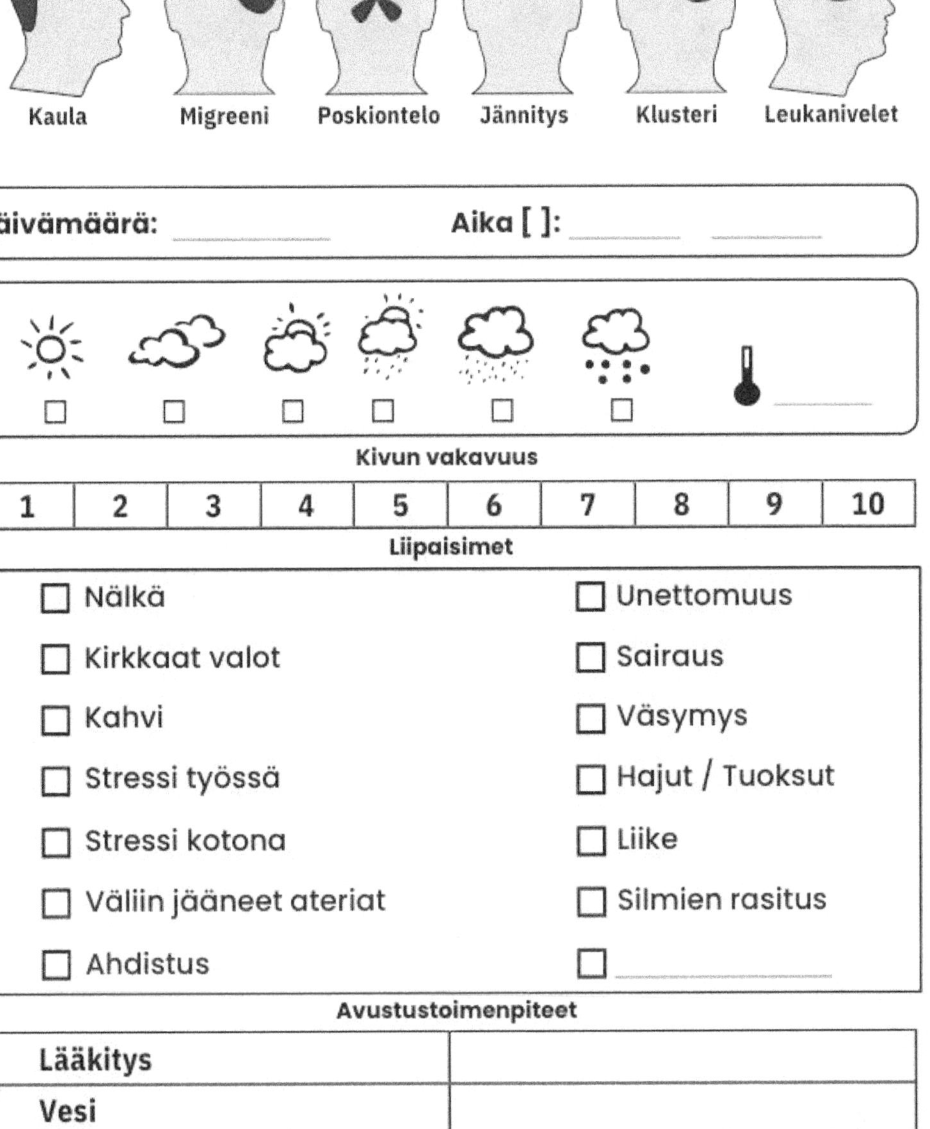

Päivämäärä: _______________   Aika [ ]: _______________

Kivun vakavuus

1	2	3	4	5	6	7	8	9	10

Liipaisimet

- ☐ Nälkä
- ☐ Kirkkaat valot
- ☐ Kahvi
- ☐ Stressi työssä
- ☐ Stressi kotona
- ☐ Väliin jääneet ateriat
- ☐ Ahdistus

- ☐ Unettomuus
- ☐ Sairaus
- ☐ Väsymys
- ☐ Hajut / Tuoksut
- ☐ Liike
- ☐ Silmien rasitus
- ☐ _______________

Avustustoimenpiteet

Lääkitys	
Vesi	
Nukkua	
Harjoitus	
Muut	
Muut	

Huomautukset:

Migreeni lokikirja

Migreeni lokikirja

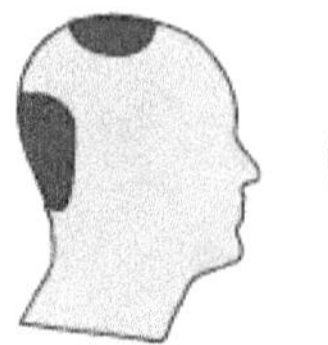 Kaula
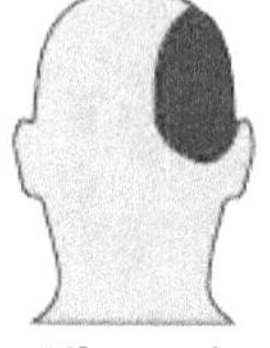 Migreeni
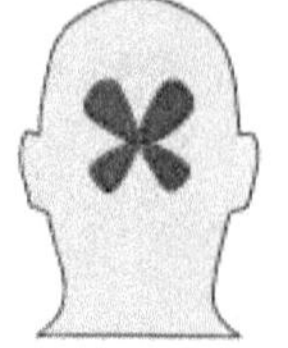 Poskiontelo
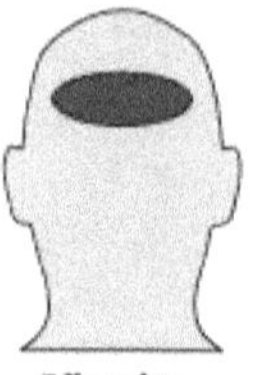 Jännitys
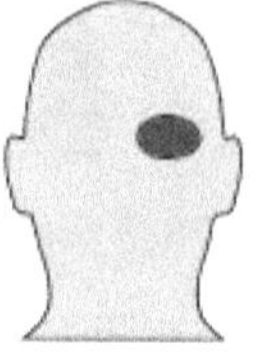 Klusteri
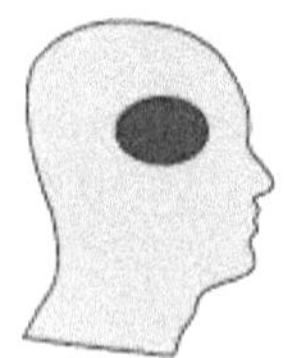 Leukanivelet

Päivämäärä: _________________   **Aika [ ]:** _________________

☐   ☐   ☐   ☐   ☐   ☐   🌡 _________

Kivun vakavuus

1	2	3	4	5	6	7	8	9	10

Liipaisimet

☐ Nälkä		☐ Unettomuus
☐ Kirkkaat valot		☐ Sairaus
☐ Kahvi		☐ Väsymys
☐ Stressi työssä		☐ Hajut / Tuoksut
☐ Stressi kotona		☐ Liike
☐ Väliin jääneet ateriat		☐ Silmien rasitus
☐ Ahdistus		☐ _____________

Avustustoimenpiteet

Lääkitys	
Vesi	
Nukkua	
Harjoitus	
Muut	
Muut	

Huomautukset: _________________________________

Migreeni lokikirja

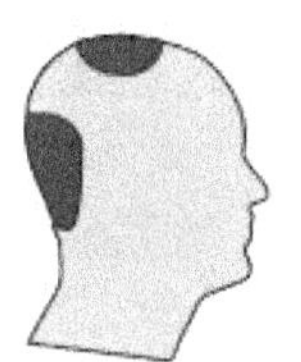 Kaula
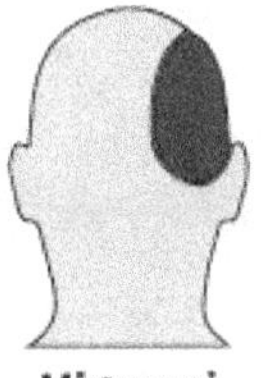 Migreeni
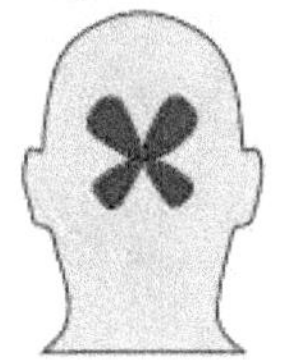 Poskiontelo
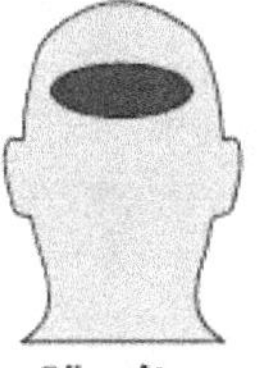 Jännitys
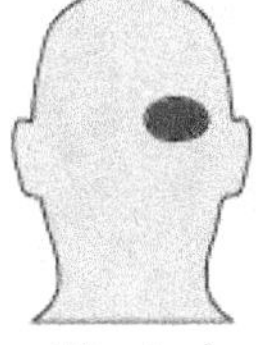 Klusteri
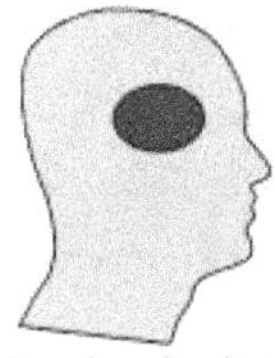 Leukanivelet

Päivämäärä: _______________ **Aika [ ]:** _______________

☐ ☐ ☐ ☐ ☐ ☐ 🌡 _______

Kivun vakavuus

1	2	3	4	5	6	7	8	9	10

Liipaisimet

☐ Nälkä	☐ Unettomuus
☐ Kirkkaat valot	☐ Sairaus
☐ Kahvi	☐ Väsymys
☐ Stressi työssä	☐ Hajut / Tuoksut
☐ Stressi kotona	☐ Liike
☐ Väliin jääneet ateriat	☐ Silmien rasitus
☐ Ahdistus	☐ _______________

Avustustoimenpiteet

Lääkitys	
Vesi	
Nukkua	
Harjoitus	
Muut	
Muut	

Huomautukset:

Migreeni lokikirja

Migreeni lokikirja

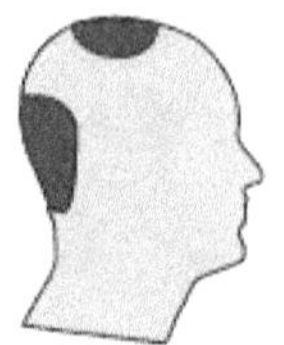
Kaula

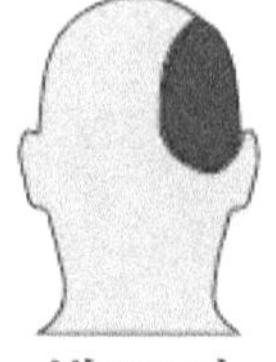
Migreeni

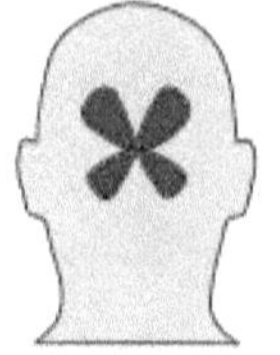
Poskiontelo

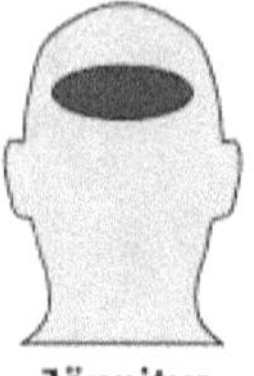
Jännitys

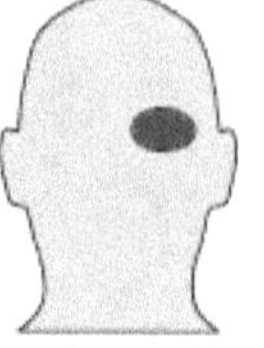
Klusteri

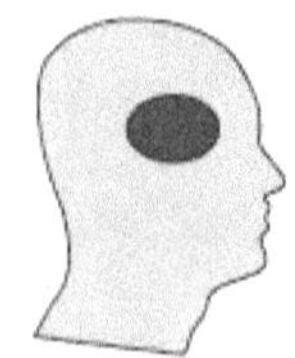
Leukanivelet

Päivämäärä: _______________   **Aika [ ]:** _______________

☐ ☀ ☐ ⛅ ☐ 🌤 ☐ 🌧 ☐ ☁ ☐ 🌨   🌡 _______________

Kivun vakavuus

1	2	3	4	5	6	7	8	9	10

Liipaisimet

☐ Nälkä	☐ Unettomuus
☐ Kirkkaat valot	☐ Sairaus
☐ Kahvi	☐ Väsymys
☐ Stressi työssä	☐ Hajut / Tuoksut
☐ Stressi kotona	☐ Liike
☐ Väliin jääneet ateriat	☐ Silmien rasitus
☐ Ahdistus	☐ _______________

Avustustoimenpiteet

Lääkitys	
Vesi	
Nukkua	
Harjoitus	
Muut	
Muut	

Huomautukset:

Migreeni lokikirja

Migreeni lokikirja

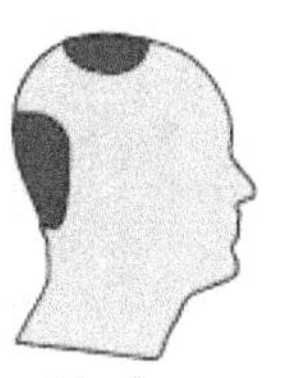 Kaula
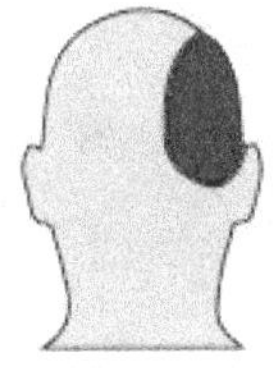 Migreeni
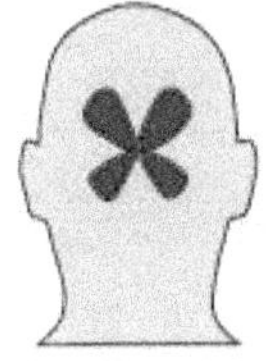 Poskiontelo
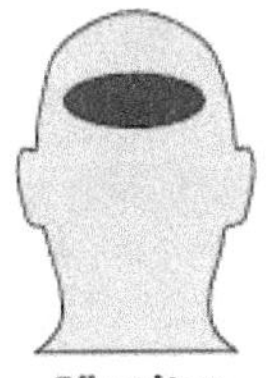 Jännitys
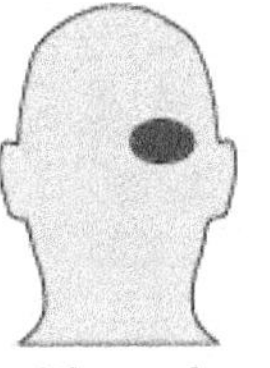 Klusteri
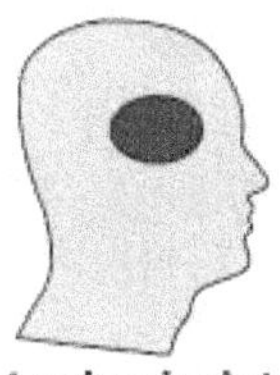 Leukanivelet

Päivämäärä: ___________________   Aika [ ]: ___________________

☐ ☐ ☐ ☐ ☐ ☐

Kivun vakavuus

1	2	3	4	5	6	7	8	9	10

Liipaisimet

☐ Nälkä	☐ Unettomuus
☐ Kirkkaat valot	☐ Sairaus
☐ Kahvi	☐ Väsymys
☐ Stressi työssä	☐ Hajut / Tuoksut
☐ Stressi kotona	☐ Liike
☐ Väliin jääneet ateriat	☐ Silmien rasitus
☐ Ahdistus	☐ ______________

Avustustoimenpiteet

Lääkitys	
Vesi	
Nukkua	
Harjoitus	
Muut	
Muut	

Huomautukset: _______________________________

Migreeni lokikirja

Migreeni lokikirja

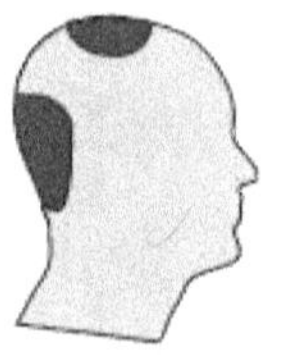
Kaula

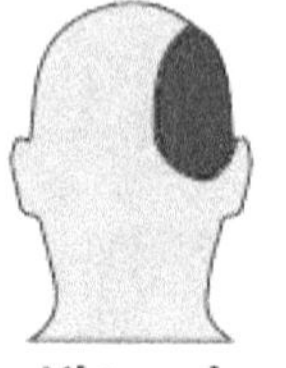
Migreeni

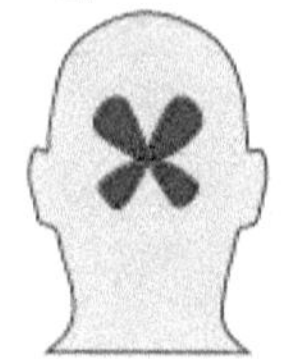
Poskiontelo

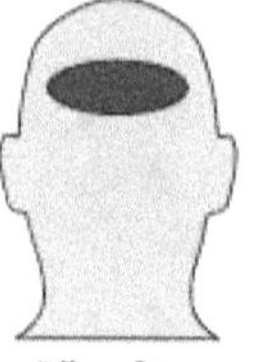
Jännitys

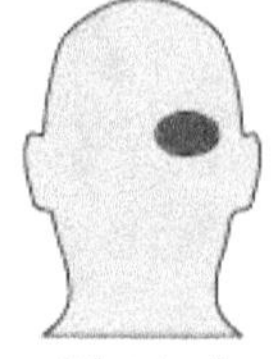
Klusteri

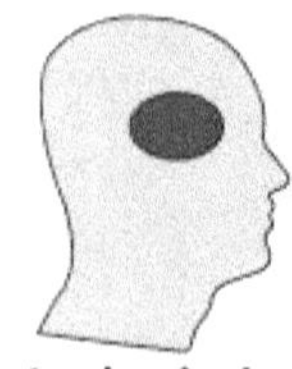
Leukanivelet

Päivämäärä: ___________ **Aika [ ]:** ___________

☐ ☐ ☐ ☐ ☐ ☐

Kivun vakavuus

1	2	3	4	5	6	7	8	9	10

Liipaisimet

☐ Nälkä	☐ Unettomuus
☐ Kirkkaat valot	☐ Sairaus
☐ Kahvi	☐ Väsymys
☐ Stressi työssä	☐ Hajut / Tuoksut
☐ Stressi kotona	☐ Liike
☐ Väliin jääneet ateriat	☐ Silmien rasitus
☐ Ahdistus	☐ ___________

Avustustoimenpiteet

Lääkitys	
Vesi	
Nukkua	
Harjoitus	
Muut	
Muut	

Huomautukset:

Migreeni lokikirja

Migreeni lokikirja

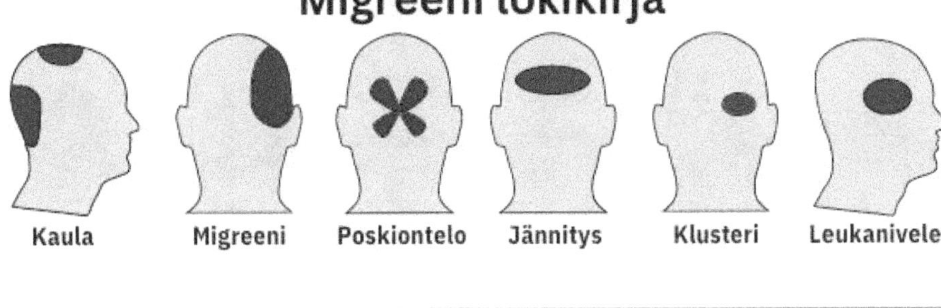

Päivämäärä: _____________   Aika [ ]: _____________

Kivun vakavuus

1	2	3	4	5	6	7	8	9	10

Liipaisimet

- ☐ Nälkä
- ☐ Kirkkaat valot
- ☐ Kahvi
- ☐ Stressi työssä
- ☐ Stressi kotona
- ☐ Väliin jääneet ateriat
- ☐ Ahdistus

- ☐ Unettomuus
- ☐ Sairaus
- ☐ Väsymys
- ☐ Hajut / Tuoksut
- ☐ Liike
- ☐ Silmien rasitus
- ☐ _____________

Avustustoimenpiteet

Lääkitys	
Vesi	
Nukkua	
Harjoitus	
Muut	
Muut	

Huomautukset: _____________

Migreeni lokikirja

Migreeni lokikirja

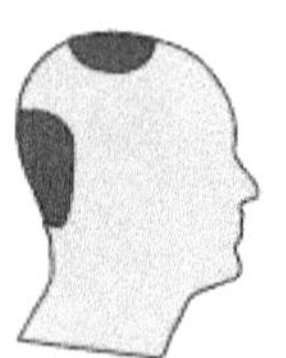
Kaula

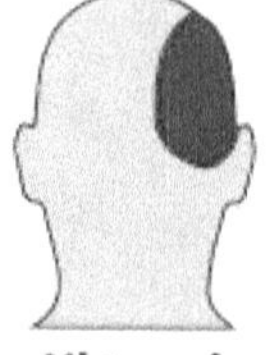
Migreeni

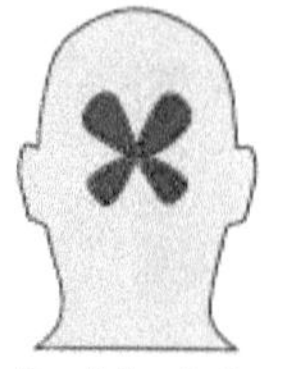
Poskiontelo

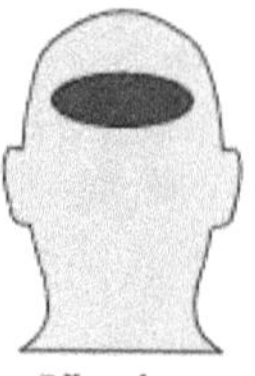
Jännitys

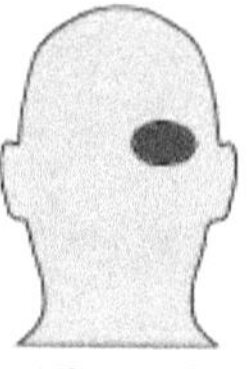
Klusteri

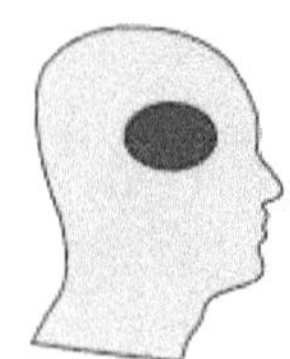
Leukanivelet

Päivämäärä: _____________ **Aika [ ]:** _____________

☐	☐	☐	☐	☐	☐	

Kivun vakavuus

1	2	3	4	5	6	7	8	9	10

Liipaisimet

☐ Nälkä	☐ Unettomuus
☐ Kirkkaat valot	☐ Sairaus
☐ Kahvi	☐ Väsymys
☐ Stressi työssä	☐ Hajut / Tuoksut
☐ Stressi kotona	☐ Liike
☐ Väliin jääneet ateriat	☐ Silmien rasitus
☐ Ahdistus	☐ _____________

Avustustoimenpiteet

Lääkitys	
Vesi	
Nukkua	
Harjoitus	
Muut	
Muut	

Huomautukset:

Migreeni lokikirja

Migreeni lokikirja

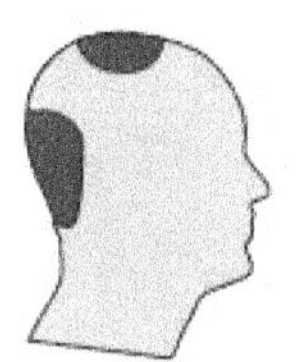 Kaula
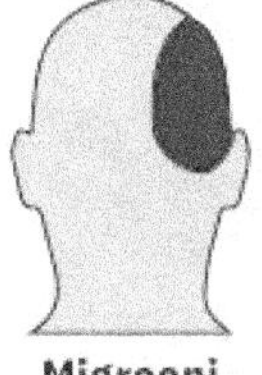 Migreeni
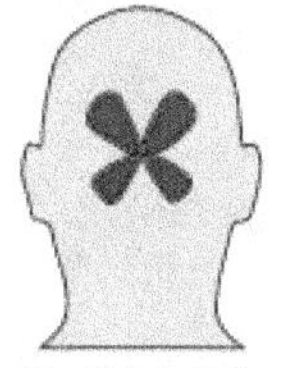 Poskiontelo
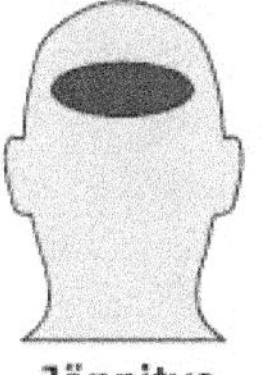 Jännitys
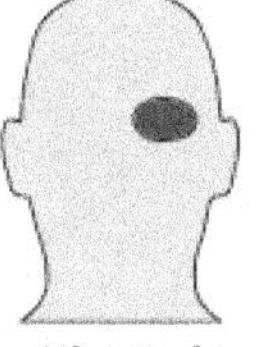 Klusteri
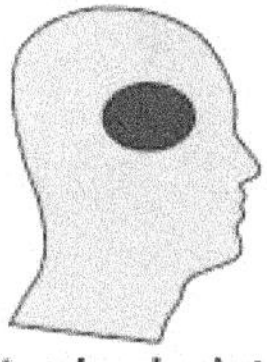 Leukanivelet

Päivämäärä: _______________ **Aika [ ]:** _______________

☐ ☐ ☐ ☐ ☐ ☐ 🌡 _______

Kivun vakavuus

1	2	3	4	5	6	7	8	9	10

Liipaisimet

☐ Nälkä		☐ Unettomuus
☐ Kirkkaat valot		☐ Sairaus
☐ Kahvi		☐ Väsymys
☐ Stressi työssä		☐ Hajut / Tuoksut
☐ Stressi kotona		☐ Liike
☐ Väliin jääneet ateriat		☐ Silmien rasitus
☐ Ahdistus		☐ _______

Avustustoimenpiteet

Lääkitys	
Vesi	
Nukkua	
Harjoitus	
Muut	
Muut	

Huomautukset:

Migreeni lokikirja

Migreeni lokikirja

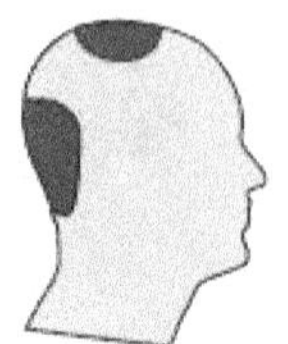 Kaula
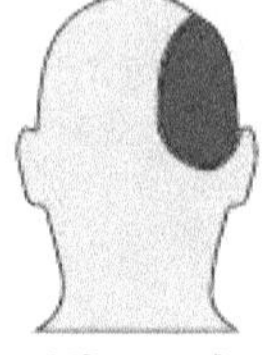 Migreeni
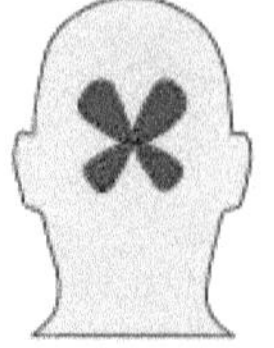 Poskiontelo
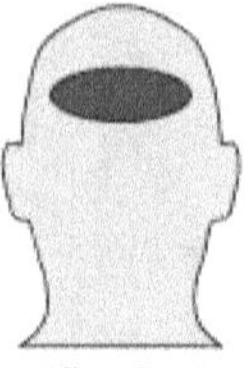 Jännitys
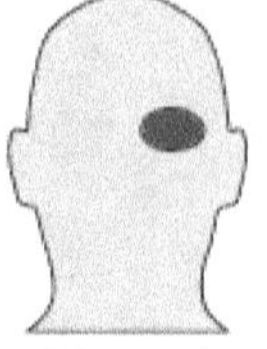 Klusteri
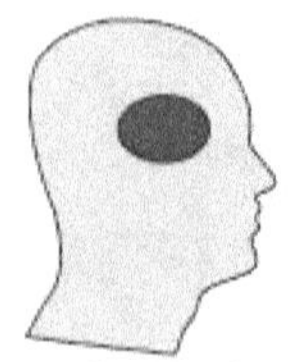 Leukanivelet

Päivämäärä: _______________ **Aika [ ]:** _______________

☐ ☐ ☐ ☐ ☐ ☐

Kivun vakavuus

1	2	3	4	5	6	7	8	9	10

Liipaisimet

☐ Nälkä	☐ Unettomuus
☐ Kirkkaat valot	☐ Sairaus
☐ Kahvi	☐ Väsymys
☐ Stressi työssä	☐ Hajut / Tuoksut
☐ Stressi kotona	☐ Liike
☐ Väliin jääneet ateriat	☐ Silmien rasitus
☐ Ahdistus	☐ _______________

Avustustoimenpiteet

Lääkitys	
Vesi	
Nukkua	
Harjoitus	
Muut	
Muut	

Huomautukset:

Migreeni lokikirja

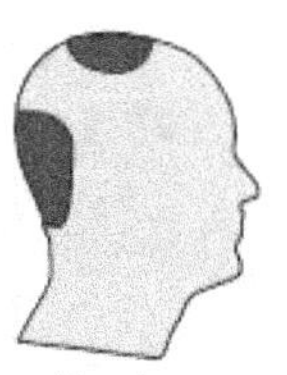
Kaula

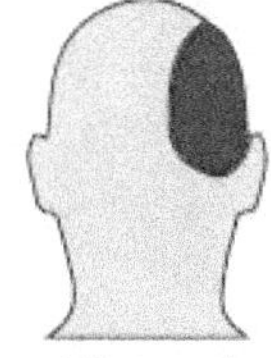
Migreeni

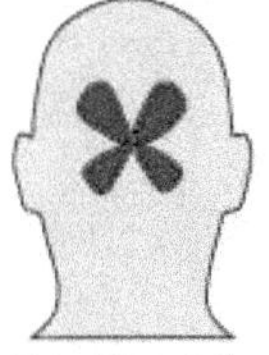
Poskiontelo

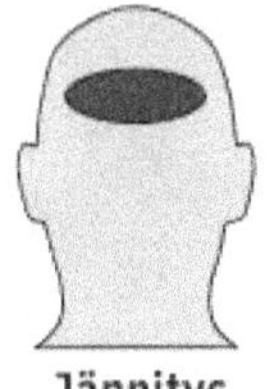
Jännitys

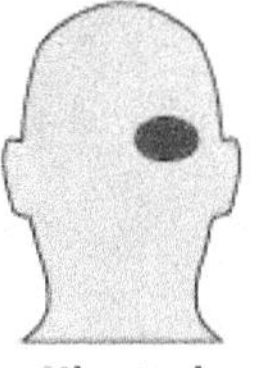
Klusteri

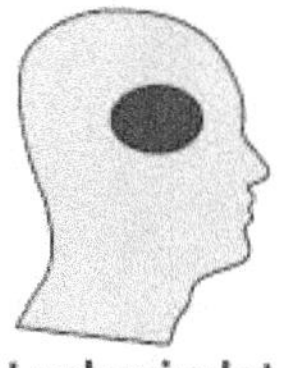
Leukanivelet

Päivämäärä: _______________   Aika [ ]: _______________

☀ ☐   ☁ ☐   ☁ ☐   ☁ ☐   ☁ ☐   ☁ ☐   🌡 _______________

Kivun vakavuus

1	2	3	4	5	6	7	8	9	10

Liipaisimet

☐ Nälkä   ☐ Unettomuus

☐ Kirkkaat valot   ☐ Sairaus

☐ Kahvi   ☐ Väsymys

☐ Stressi työssä   ☐ Hajut / Tuoksut

☐ Stressi kotona   ☐ Liike

☐ Väliin jääneet ateriat   ☐ Silmien rasitus

☐ Ahdistus   ☐ _______________

Avustustoimenpiteet

Lääkitys	
Vesi	
Nukkua	
Harjoitus	
Muut	
Muut	

Huomautukset:

Migreeni lokikirja

Migreeni lokikirja

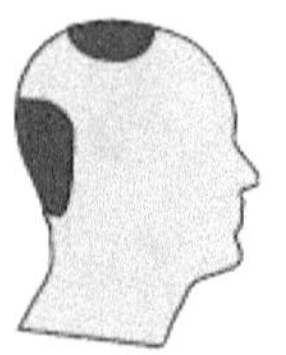 Kaula
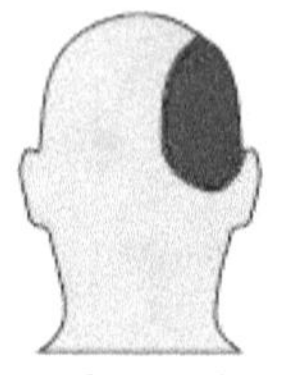 Migreeni
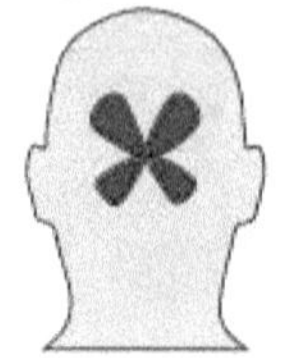 Poskiontelo
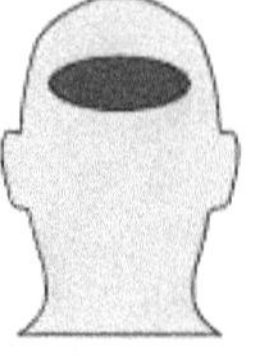 Jännitys
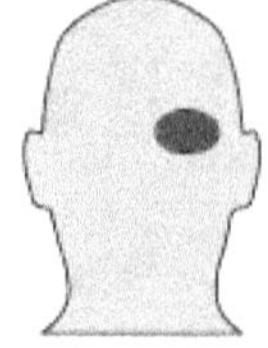 Klusteri
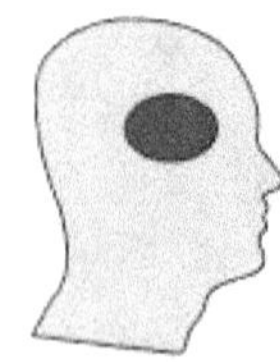 Leukanivelet

Päivämäärä: ___________________   **Aika [ ]:** ___________________

☀ ☁ ⛅ 🌧 🌦 ❄ 🌡 ___________

☐ ☐ ☐ ☐ ☐ ☐

Kivun vakavuus

1	2	3	4	5	6	7	8	9	10

Liipaisimet

☐ Nälkä	☐ Unettomuus
☐ Kirkkaat valot	☐ Sairaus
☐ Kahvi	☐ Väsymys
☐ Stressi työssä	☐ Hajut / Tuoksut
☐ Stressi kotona	☐ Liike
☐ Väliin jääneet ateriat	☐ Silmien rasitus
☐ Ahdistus	☐ _____________

Avustustoimenpiteet

Lääkitys	
Vesi	
Nukkua	
Harjoitus	
Muut	
Muut	

Huomautukset:

Migreeni lokikirja

Migreeni lokikirja

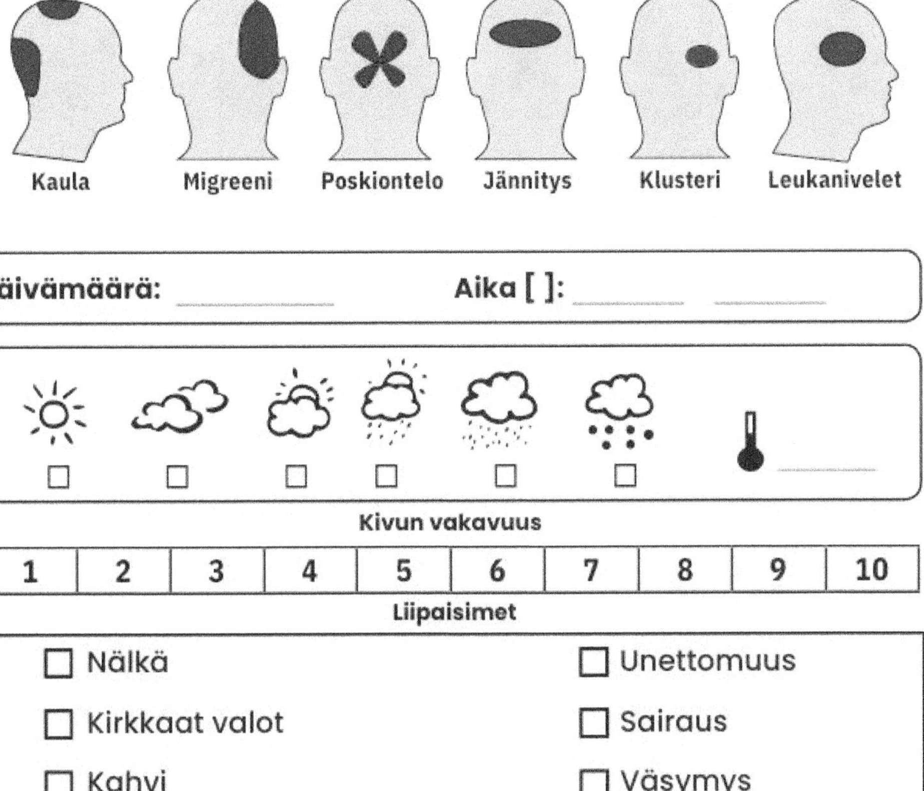

Päivämäärä: _____________   Aika [ ]: _____________

Kivun vakavuus

1	2	3	4	5	6	7	8	9	10

Liipaisimet

☐ Nälkä ☐ Unettomuus

☐ Kirkkaat valot ☐ Sairaus

☐ Kahvi ☐ Väsymys

☐ Stressi työssä ☐ Hajut / Tuoksut

☐ Stressi kotona ☐ Liike

☐ Väliin jääneet ateriat ☐ Silmien rasitus

☐ Ahdistus ☐ _____________

Avustustoimenpiteet

Lääkitys	
Vesi	
Nukkua	
Harjoitus	
Muut	
Muut	

Huomautukset: _____________

Migreeni lokikirja

Migreeni lokikirja

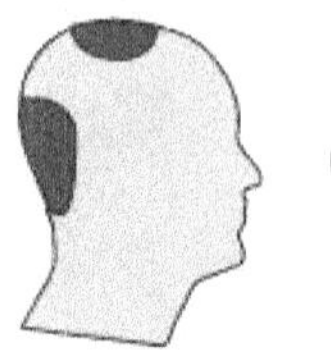 Kaula

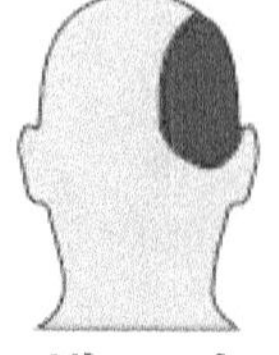 Migreeni

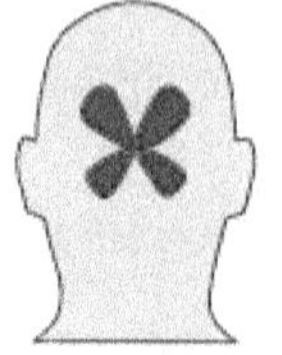 Poskiontelo

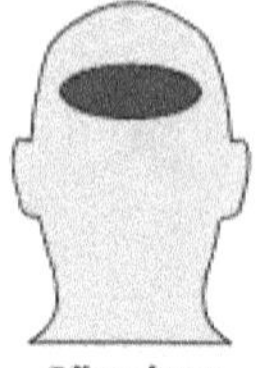 Jännitys

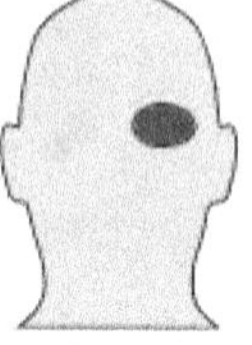 Klusteri

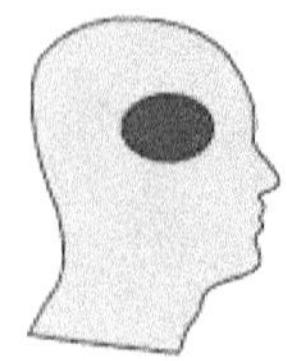 Leukanivelet

Päivämäärä: ______________________   **Aika [ ]:** ______________________

☼ ☐ ⛅ ☐ 🌤 ☐ 🌦 ☐ ☁ ☐ 🌨 ☐ 🌡 ______________

Kivun vakavuus

1	2	3	4	5	6	7	8	9	10

Liipaisimet

☐ Nälkä	☐ Unettomuus
☐ Kirkkaat valot	☐ Sairaus
☐ Kahvi	☐ Väsymys
☐ Stressi työssä	☐ Hajut / Tuoksut
☐ Stressi kotona	☐ Liike
☐ Väliin jääneet ateriat	☐ Silmien rasitus
☐ Ahdistus	☐ ______________

Avustustoimenpiteet

Lääkitys	
Vesi	
Nukkua	
Harjoitus	
Muut	
Muut	

Huomautukset:

Migreeni lokikirja

Migreeni lokikirja

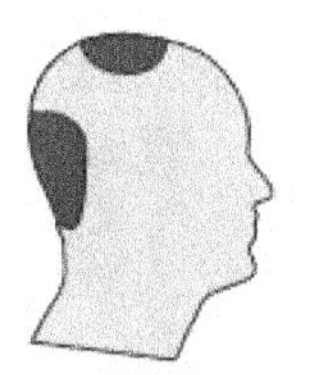

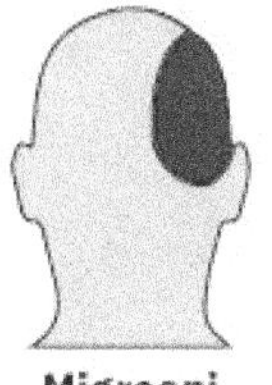

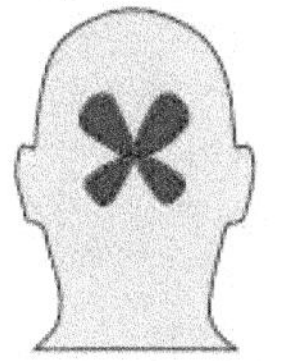

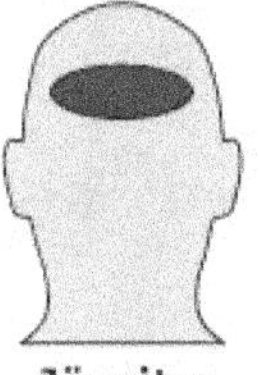

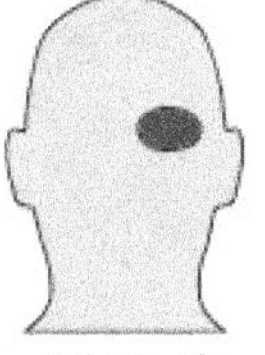

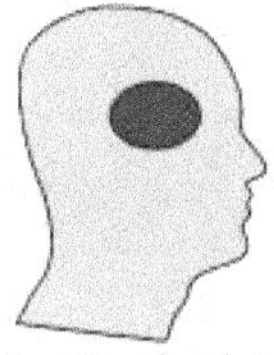

Päivämäärä: _______________ Aika [ ]: _______________

☐   ☐   ☐   ☐   ☐   ☐

Kivun vakavuus

1	2	3	4	5	6	7	8	9	10

Liipaisimet

☐ Nälkä   ☐ Unettomuus

☐ Kirkkaat valot   ☐ Sairaus

☐ Kahvi   ☐ Väsymys

☐ Stressi työssä   ☐ Hajut / Tuoksut

☐ Stressi kotona   ☐ Liike

☐ Väliin jääneet ateriat   ☐ Silmien rasitus

☐ Ahdistus   ☐ _______________

Avustustoimenpiteet

Lääkitys	
Vesi	
Nukkua	
Harjoitus	
Muut	
Muut	

Huomautukset:

Migreeni lokikirja

Migreeni lokikirja

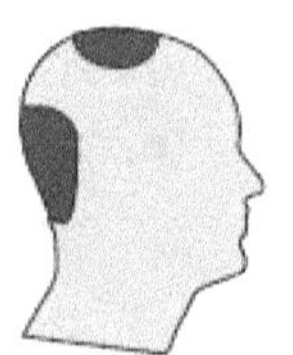
Kaula

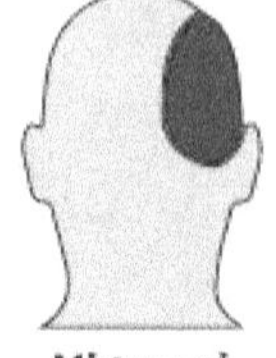
Migreeni

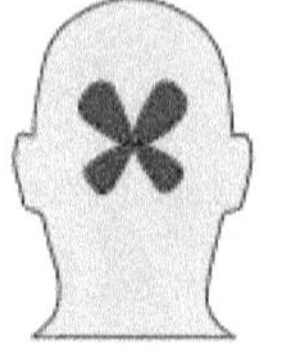
Poskiontelo

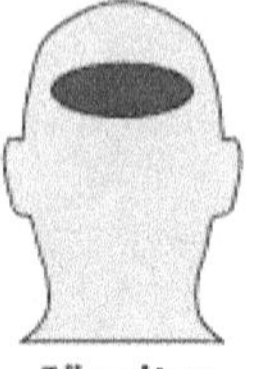
Jännitys

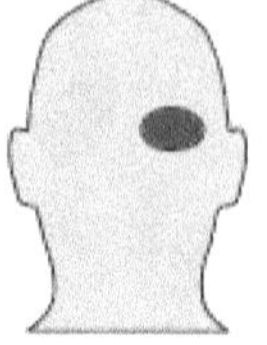
Klusteri

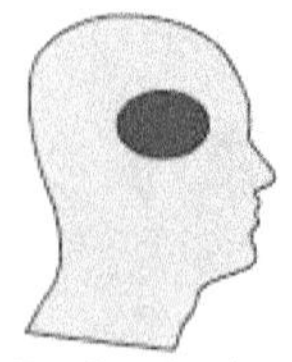
Leukanivelet

Päivämäärä: ______________   **Aika [ ]:** ______________

☐ ☐ ☐ ☐ ☐ ☐

Kivun vakavuus

1	2	3	4	5	6	7	8	9	10

Liipaisimet

☐ Nälkä	☐ Unettomuus
☐ Kirkkaat valot	☐ Sairaus
☐ Kahvi	☐ Väsymys
☐ Stressi työssä	☐ Hajut / Tuoksut
☐ Stressi kotona	☐ Liike
☐ Väliin jääneet ateriat	☐ Silmien rasitus
☐ Ahdistus	☐ ______________

Avustustoimenpiteet

Lääkitys	
Vesi	
Nukkua	
Harjoitus	
Muut	
Muut	

Huomautukset:

Migreeni lokikirja

Migreeni lokikirja

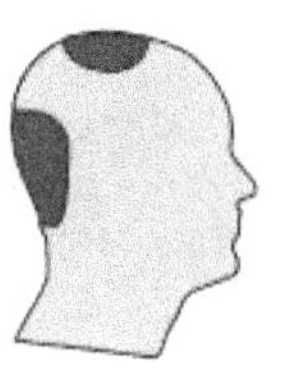 Kaula
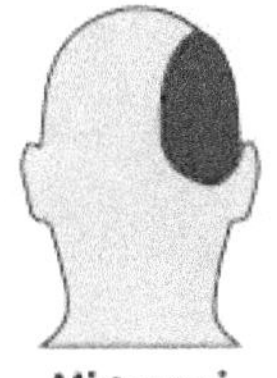 Migreeni
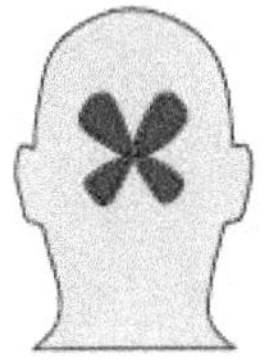 Poskiontelo
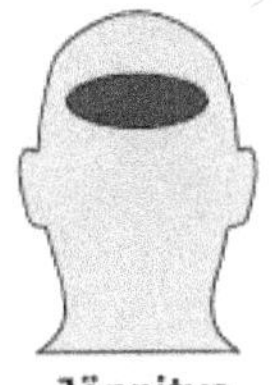 Jännitys
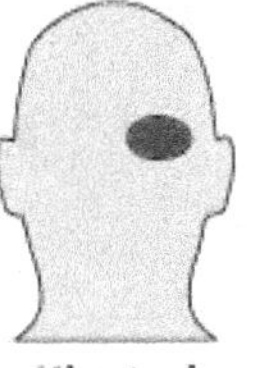 Klusteri
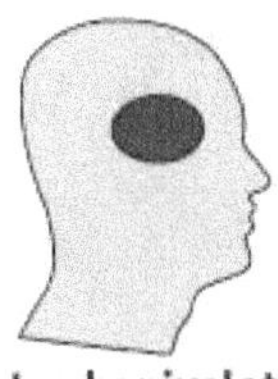 Leukanivelet

Päivämäärä: ___________________   Aika [ ]: ___________________

☐ ☐ ☐ ☐ ☐ ☐

Kivun vakavuus

1	2	3	4	5	6	7	8	9	10

Liipaisimet

☐ Nälkä   ☐ Unettomuus

☐ Kirkkaat valot   ☐ Sairaus

☐ Kahvi   ☐ Väsymys

☐ Stressi työssä   ☐ Hajut / Tuoksut

☐ Stressi kotona   ☐ Liike

☐ Väliin jääneet ateriat   ☐ Silmien rasitus

☐ Ahdistus   ☐ ___________________

Avustustoimenpiteet

Lääkitys	
Vesi	
Nukkua	
Harjoitus	
Muut	
Muut	

Huomautukset:

Migreeni lokikirja

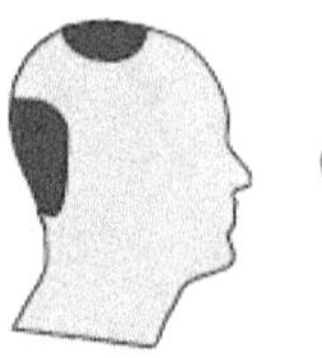
Kaula

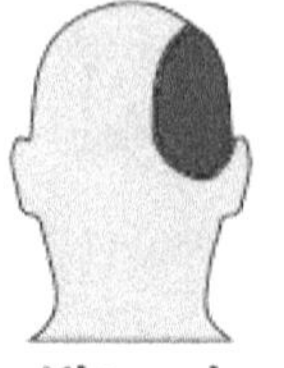
Migreeni

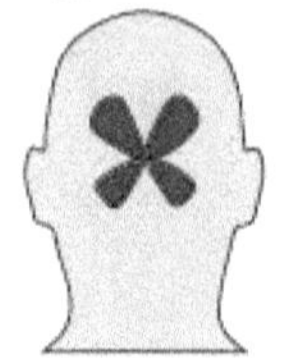
Poskiontelo

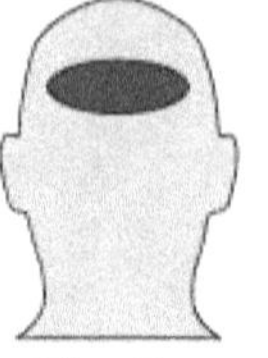
Jännitys

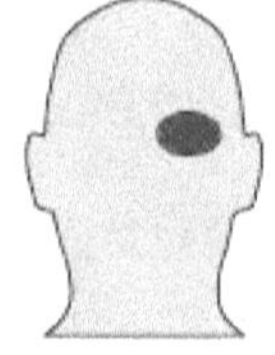
Klusteri

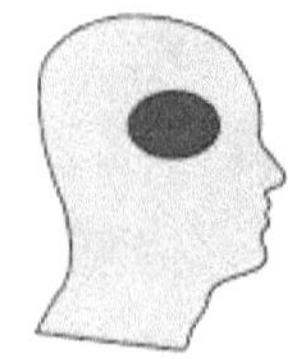
Leukanivelet

Päivämäärä: _______________ **Aika [ ]:** _______________

☐   ☐   ☐   ☐   ☐   ☐

Kivun vakavuus

1	2	3	4	5	6	7	8	9	10

Liipaisimet

☐ Nälkä	☐ Unettomuus
☐ Kirkkaat valot	☐ Sairaus
☐ Kahvi	☐ Väsymys
☐ Stressi työssä	☐ Hajut / Tuoksut
☐ Stressi kotona	☐ Liike
☐ Väliin jääneet ateriat	☐ Silmien rasitus
☐ Ahdistus	☐ _______________

Avustustoimenpiteet

Lääkitys	
Vesi	
Nukkua	
Harjoitus	
Muut	
Muut	

Huomautukset:

Migreeni lokikirja

Migreeni lokikirja

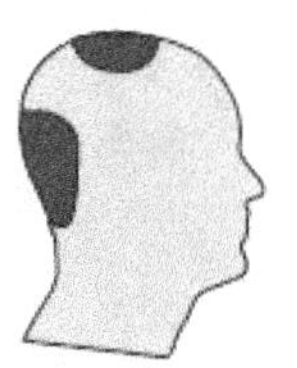
Kaula

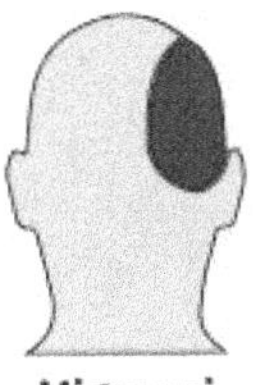
Migreeni

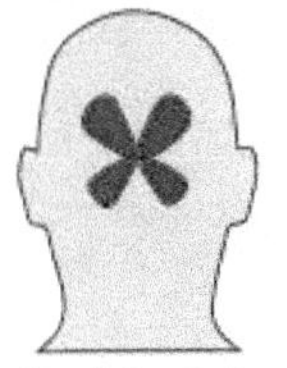
Poskiontelo

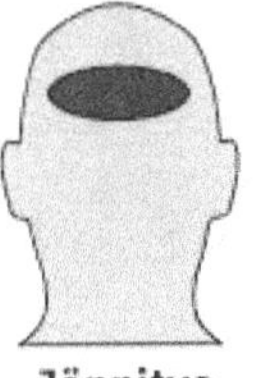
Jännitys

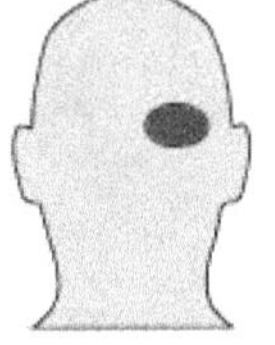
Klusteri

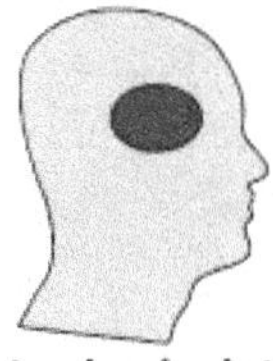
Leukanivelet

Päivämäärä: _______________________ Aika [ ]: _______________________

☐ ☐ ☐ ☐ ☐ ☐ _______________________

Kivun vakavuus

1	2	3	4	5	6	7	8	9	10

Liipaisimet

☐ Nälkä	☐ Unettomuus
☐ Kirkkaat valot	☐ Sairaus
☐ Kahvi	☐ Väsymys
☐ Stressi työssä	☐ Hajut / Tuoksut
☐ Stressi kotona	☐ Liike
☐ Väliin jääneet ateriat	☐ Silmien rasitus
☐ Ahdistus	☐ _______________

Avustustoimenpiteet

Lääkitys	
Vesi	
Nukkua	
Harjoitus	
Muut	
Muut	

Huomautukset:

Migreeni lokikirja

Migreeni lokikirja

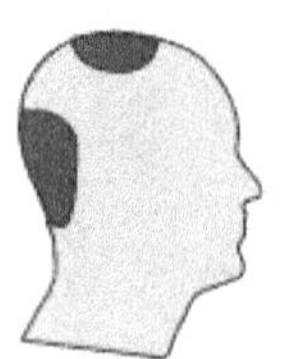

Kaula

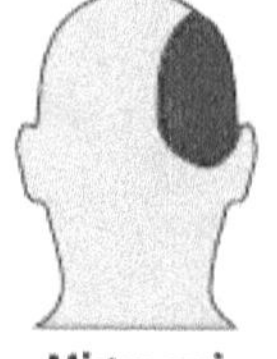

Migreeni

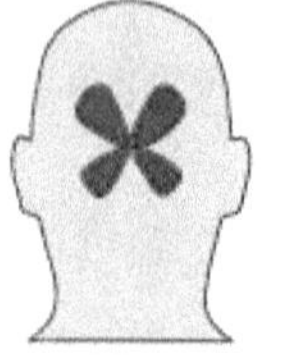

Poskiontelo

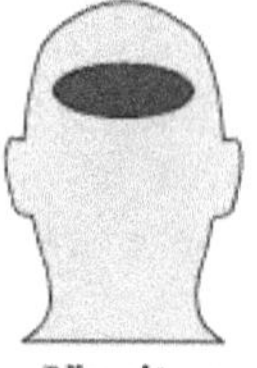

Jännitys

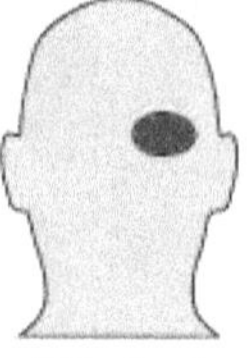

Klusteri

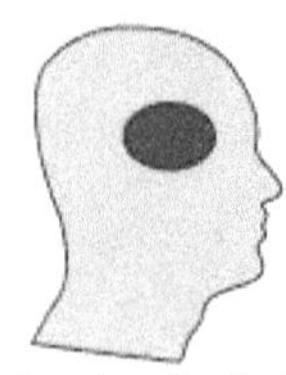

Leukanivelet

Päivämäärä: _______________   **Aika [ ]:** _______________

☀ ☐   ⛅ ☐   🌤 ☐   🌦 ☐   🌧 ☐   🌨 ☐   🌡 _______________

Kivun vakavuus

1	2	3	4	5	6	7	8	9	10

Liipaisimet

☐ Nälkä   ☐ Unettomuus

☐ Kirkkaat valot   ☐ Sairaus

☐ Kahvi   ☐ Väsymys

☐ Stressi työssä   ☐ Hajut / Tuoksut

☐ Stressi kotona   ☐ Liike

☐ Väliin jääneet ateriat   ☐ Silmien rasitus

☐ Ahdistus   ☐ _______________

Avustustoimenpiteet

Lääkitys	
Vesi	
Nukkua	
Harjoitus	
Muut	
Muut	

Huomautukset: _______________

Migreeni lokikirja

Migreeni lokikirja

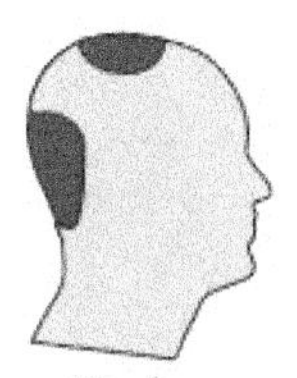
Kaula

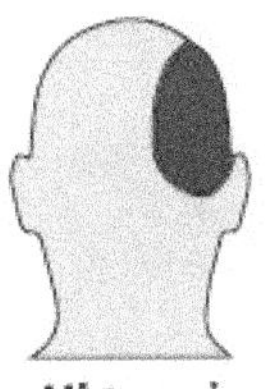
Migreeni

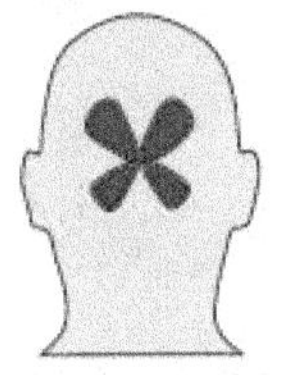
Poskiontelo

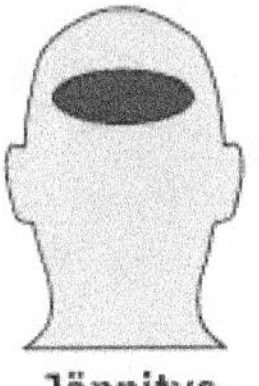
Jännitys

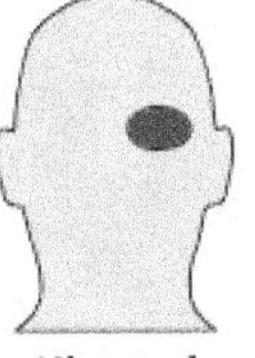
Klusteri

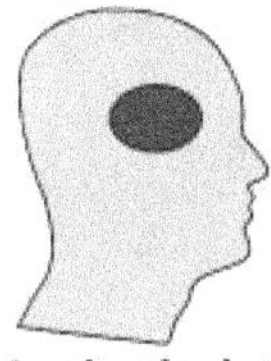
Leukanivelet

Päivämäärä: ________________ **Aika [ ]:** ________________

☐　☐　☐　☐　☐　☐

Kivun vakavuus

1	2	3	4	5	6	7	8	9	10

Liipaisimet

☐ Nälkä ☐ Unettomuus

☐ Kirkkaat valot ☐ Sairaus

☐ Kahvi ☐ Väsymys

☐ Stressi työssä ☐ Hajut / Tuoksut

☐ Stressi kotona ☐ Liike

☐ Väliin jääneet ateriat ☐ Silmien rasitus

☐ Ahdistus ☐ ________________

Avustustoimenpiteet

Lääkitys	
Vesi	
Nukkua	
Harjoitus	
Muut	
Muut	

Huomautukset: ________________

Migreeni lokikirja

Migreeni lokikirja

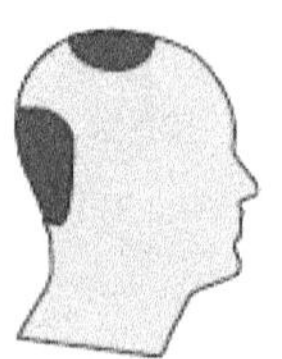
Kaula

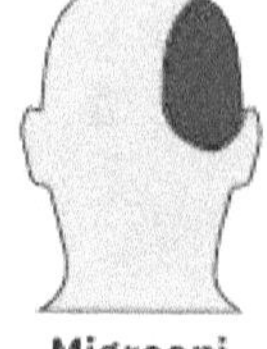
Migreeni

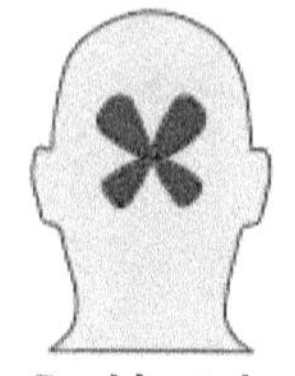
Poskiontelo

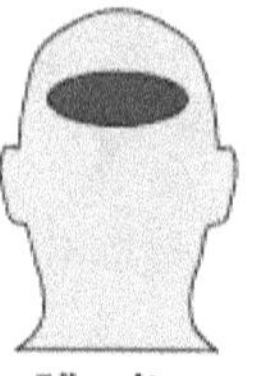
Jännitys

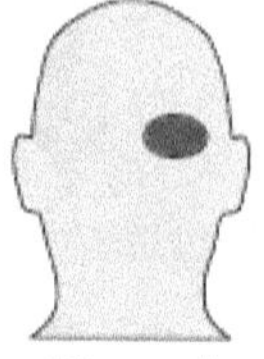
Klusteri

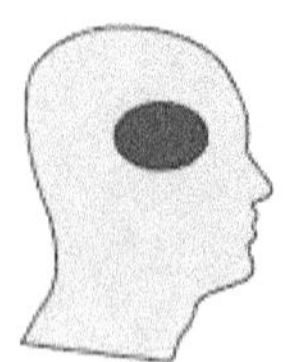
Leukanivelet

Päivämäärä: ___________   **Aika [ ]:** ___________

☀ ☐   ⛅ ☐   🌤 ☐   🌦 ☐   🌧 ☐   🌨 ☐   🌡

Kivun vakavuus

1	2	3	4	5	6	7	8	9	10

Liipaisimet

☐ Nälkä	☐ Unettomuus
☐ Kirkkaat valot	☐ Sairaus
☐ Kahvi	☐ Väsymys
☐ Stressi työssä	☐ Hajut / Tuoksut
☐ Stressi kotona	☐ Liike
☐ Väliin jääneet ateriat	☐ Silmien rasitus
☐ Ahdistus	☐ ___________

Avustustoimenpiteet

Lääkitys	
Vesi	
Nukkua	
Harjoitus	
Muut	
Muut	

Huomautukset:

Migreeni lokikirja

Migreeni lokikirja

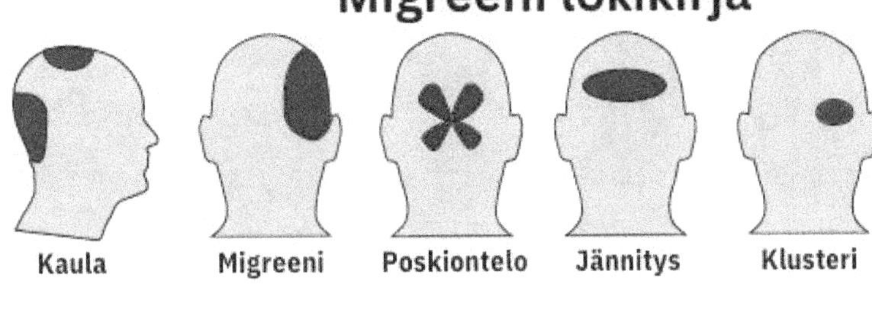

äivämäärä: ______________   Aika [ ]: ______________

☐ ☐ ☐ ☐ ☐ ☐

Kivun vakavuus

1	2	3	4	5	6	7	8	9	10

Liipaisimet

☐ Nälkä

☐ Kirkkaat valot

☐ Kahvi

☐ Stressi työssä

☐ Stressi kotona

☐ Väliin jääneet ateriat

☐ Ahdistus

☐ Unettomuus

☐ Sairaus

☐ Väsymys

☐ Hajut / Tuoksut

☐ Liike

☐ Silmien rasitus

☐ ______________

Avustustoimenpiteet

Lääkitys	
Vesi	
Nukkua	
Harjoitus	
Muut	
Muut	

uomautukset:

Migreeni lokikirja

Migreeni lokikirja

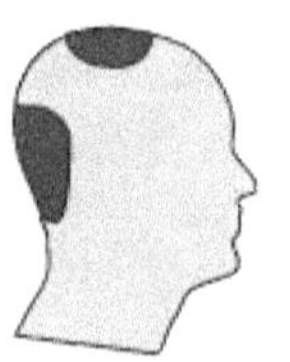
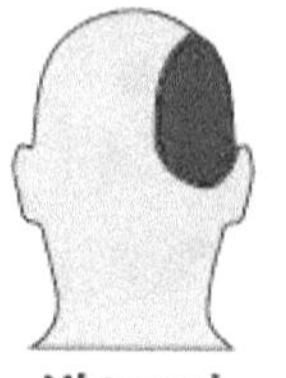
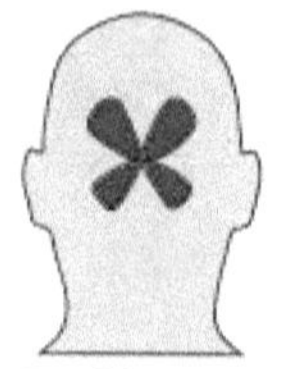
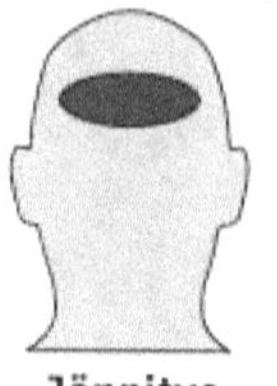
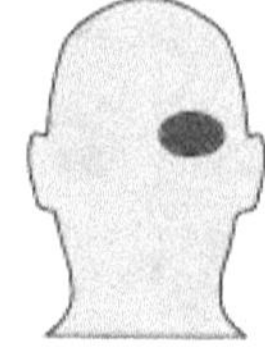
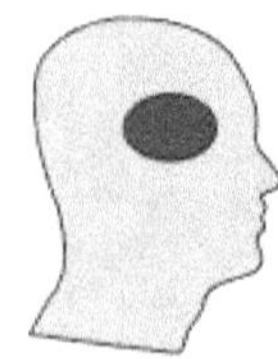

Päivämäärä: ______________   **Aika [ ]:** ______________

☐ ☐ ☐ ☐ ☐ ☐

Kivun vakavuus

1	2	3	4	5	6	7	8	9	10

Liipaisimet

☐ Nälkä	☐ Unettomuus
☐ Kirkkaat valot	☐ Sairaus
☐ Kahvi	☐ Väsymys
☐ Stressi työssä	☐ Hajut / Tuoksut
☐ Stressi kotona	☐ Liike
☐ Väliin jääneet ateriat	☐ Silmien rasitus
☐ Ahdistus	☐ ______________

Avustustoimenpiteet

Lääkitys	
Vesi	
Nukkua	
Harjoitus	
Muut	
Muut	

Huomautukset:

Migreeni lokikirja

Migreeni lokikirja

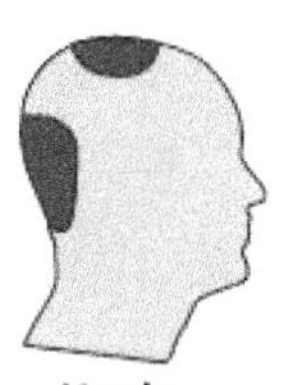 Kaula 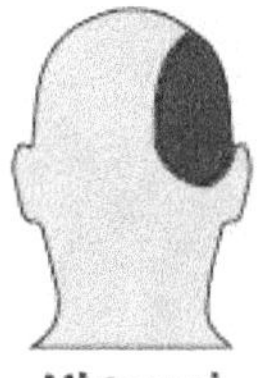 Migreeni 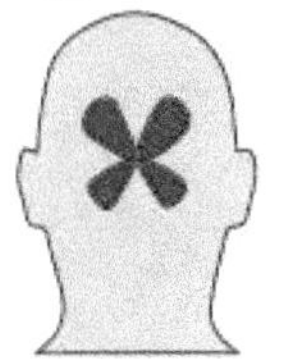 Poskiontelo 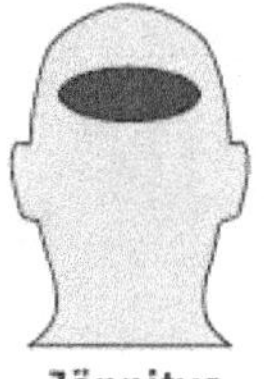 Jännitys 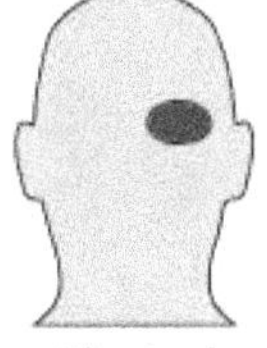 Klusteri 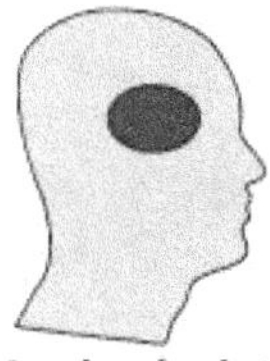 Leukanivelet

Päivämäärä: _______________ Aika [ ]: _______________

☐   ☐   ☐   ☐   ☐   ☐

Kivun vakavuus

1	2	3	4	5	6	7	8	9	10

Liipaisimet

☐ Nälkä ☐ Unettomuus

☐ Kirkkaat valot ☐ Sairaus

☐ Kahvi ☐ Väsymys

☐ Stressi työssä ☐ Hajut / Tuoksut

☐ Stressi kotona ☐ Liike

☐ Väliin jääneet ateriat ☐ Silmien rasitus

☐ Ahdistus ☐ _______________

Avustustoimenpiteet

Lääkitys	
Vesi	
Nukkua	
Harjoitus	
Muut	
Muut	

Huomautukset: _______________

Migreeni lokikirja

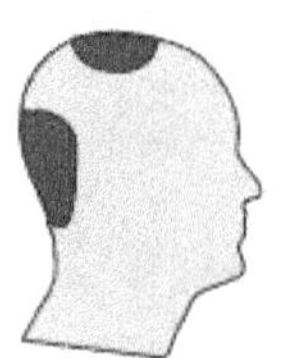 Kaula

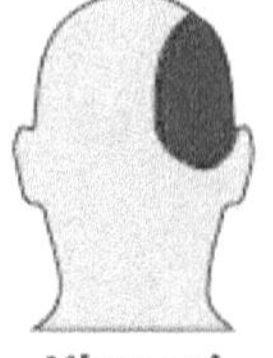 Migreeni

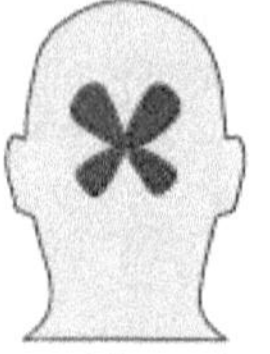 Poskiontelo

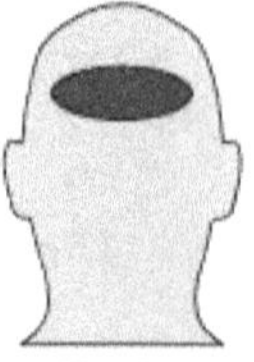 Jännitys

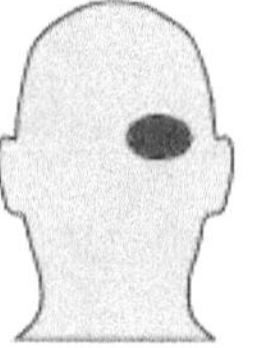 Klusteri

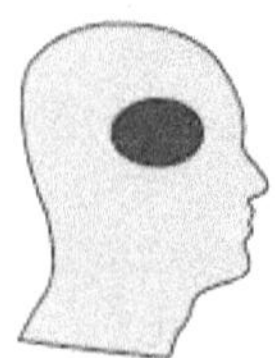 Leukanivelet

Päivämäärä: ___________   **Aika [ ]:** ___________

☐   ☐   ☐   ☐   ☐   ☐   🌡 _______

Kivun vakavuus

1	2	3	4	5	6	7	8	9	10

Liipaisimet

☐ Nälkä ☐ Unettomuus

☐ Kirkkaat valot ☐ Sairaus

☐ Kahvi ☐ Väsymys

☐ Stressi työssä ☐ Hajut / Tuoksut

☐ Stressi kotona ☐ Liike

☐ Väliin jääneet ateriat ☐ Silmien rasitus

☐ Ahdistus ☐ _____________

Avustustoimenpiteet

Lääkitys	
Vesi	
Nukkua	
Harjoitus	
Muut	
Muut	

Huomautukset:

Migreeni lokikirja

Migreeni lokikirja

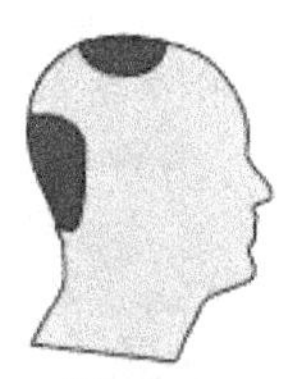
Kaula

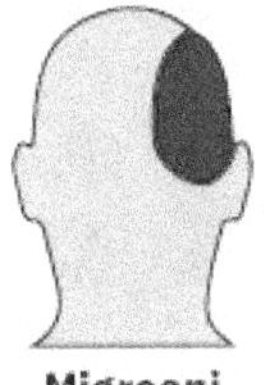
Migreeni

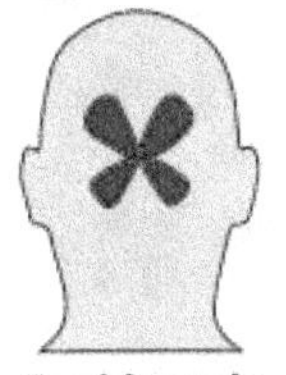
Poskiontelo

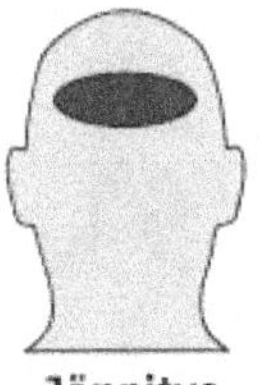
Jännitys

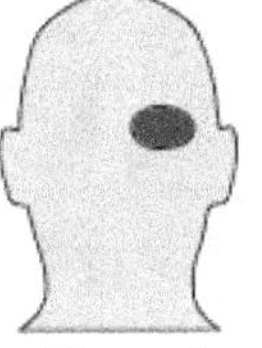
Klusteri

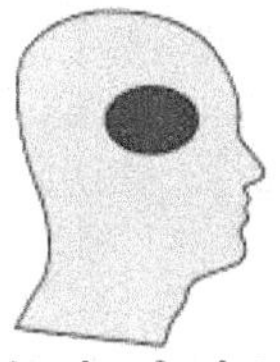
Leukanivelet

Päivämäärä: ______________ **Aika [ ]:** ______________

☐ ☀ ☐ ⛅ ☐ 🌥 ☐ 🌦 ☐ ☁ ☐ 🌨 🌡 ______

Kivun vakavuus

1	2	3	4	5	6	7	8	9	10

Liipaisimet

☐ Nälkä	☐ Unettomuus
☐ Kirkkaat valot	☐ Sairaus
☐ Kahvi	☐ Väsymys
☐ Stressi työssä	☐ Hajut / Tuoksut
☐ Stressi kotona	☐ Liike
☐ Väliin jääneet ateriat	☐ Silmien rasitus
☐ Ahdistus	☐ ______________

Avustustoimenpiteet

Lääkitys	
Vesi	
Nukkua	
Harjoitus	
Muut	
Muut	

Huomautukset: ______________

Migreeni lokikirja

Migreeni lokikirja

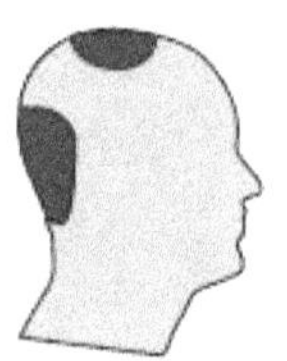 Kaula

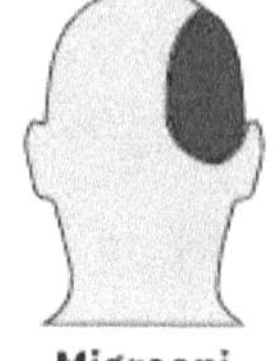 Migreeni

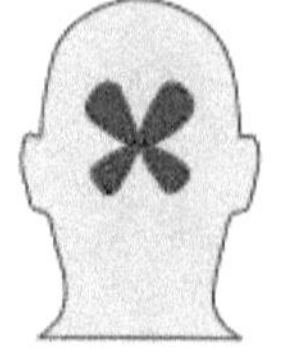 Poskiontelo

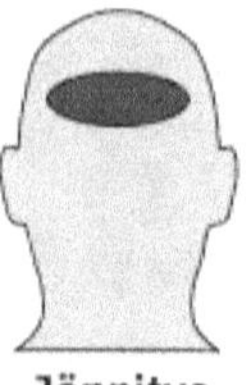 Jännitys

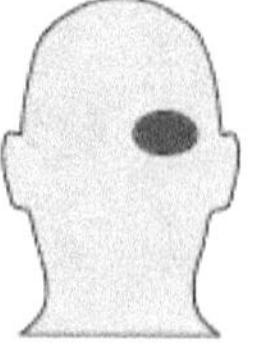 Klusteri

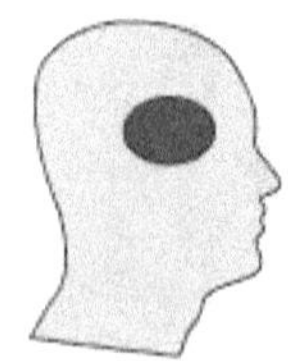 Leukanivelet

Päivämäärä: _____________   **Aika [ ]:** _____________

☐ ☐ ☐ ☐ ☐ ☐

Kivun vakavuus

1	2	3	4	5	6	7	8	9	10

Liipaisimet

☐ Nälkä		☐ Unettomuus	
☐ Kirkkaat valot		☐ Sairaus	
☐ Kahvi		☐ Väsymys	
☐ Stressi työssä		☐ Hajut / Tuoksut	
☐ Stressi kotona		☐ Liike	
☐ Väliin jääneet ateriat		☐ Silmien rasitus	
☐ Ahdistus		☐ _____________	

Avustustoimenpiteet

Lääkitys	
Vesi	
Nukkua	
Harjoitus	
Muut	
Muut	

Huomautukset:

Migreeni lokikirja

Migreeni lokikirja

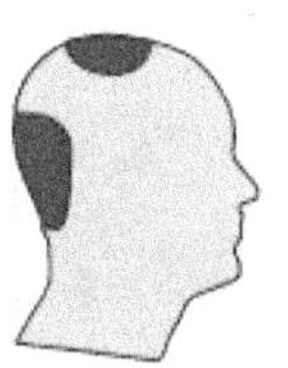 Kaula
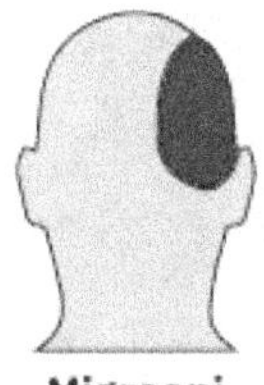 Migreeni
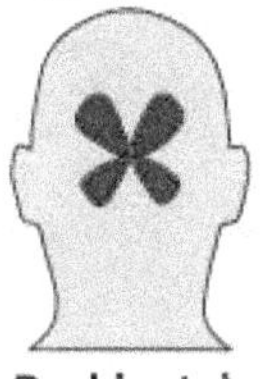 Poskiontelo
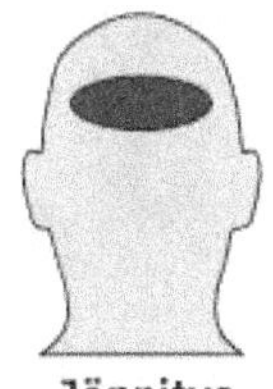 Jännitys
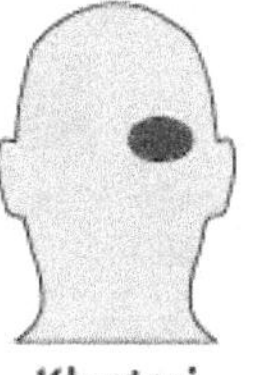 Klusteri
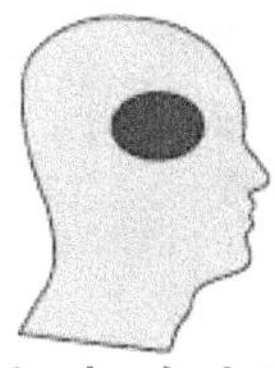 Leukanivelet

Päivämäärä: ______________ Aika [ ]: ______________

☐ ☐ ☐ ☐ ☐ ☐ 🌡 ______________

Kivun vakavuus

1	2	3	4	5	6	7	8	9	10

Liipaisimet

☐ Nälkä   ☐ Unettomuus

☐ Kirkkaat valot   ☐ Sairaus

☐ Kahvi   ☐ Väsymys

☐ Stressi työssä   ☐ Hajut / Tuoksut

☐ Stressi kotona   ☐ Liike

☐ Väliin jääneet ateriat   ☐ Silmien rasitus

☐ Ahdistus   ☐ ______________

Avustustoimenpiteet

Lääkitys	
Vesi	
Nukkua	
Harjoitus	
Muut	
Muut	

Huomautukset:

Migreeni lokikirja

Migreeni lokikirja

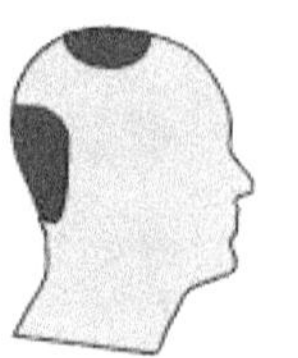 Kaula
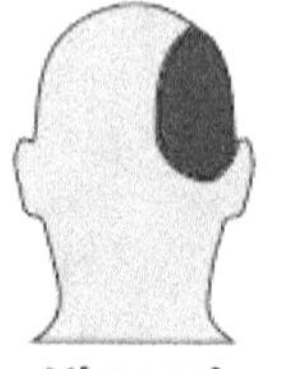 Migreeni
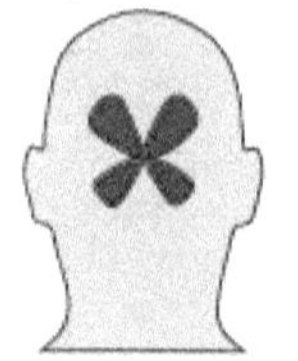 Poskiontelo
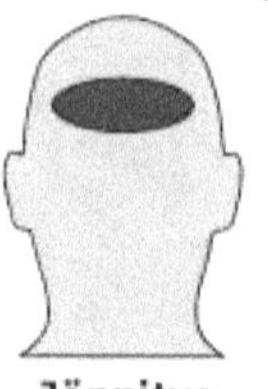 Jännitys
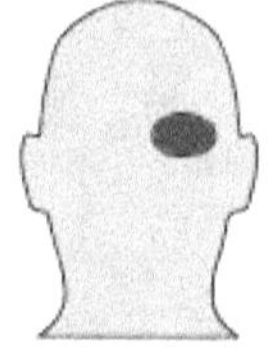 Klusteri
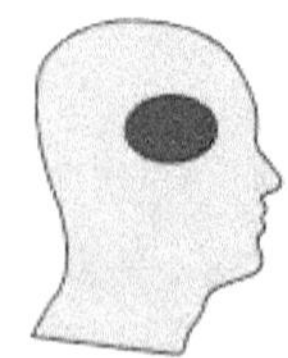 Leukanivelet

Päivämäärä: ______________ **Aika [ ]:** ______________

Kivun vakavuus

1	2	3	4	5	6	7	8	9	10

Liipaisimet

- ☐ Nälkä
- ☐ Kirkkaat valot
- ☐ Kahvi
- ☐ Stressi työssä
- ☐ Stressi kotona
- ☐ Väliin jääneet ateriat
- ☐ Ahdistus

- ☐ Unettomuus
- ☐ Sairaus
- ☐ Väsymys
- ☐ Hajut / Tuoksut
- ☐ Liike
- ☐ Silmien rasitus
- ☐ ______________

Avustustoimenpiteet

Lääkitys	
Vesi	
Nukkua	
Harjoitus	
Muut	
Muut	

Huomautukset: ______________

Migreeni lokikirja

Migreeni lokikirja

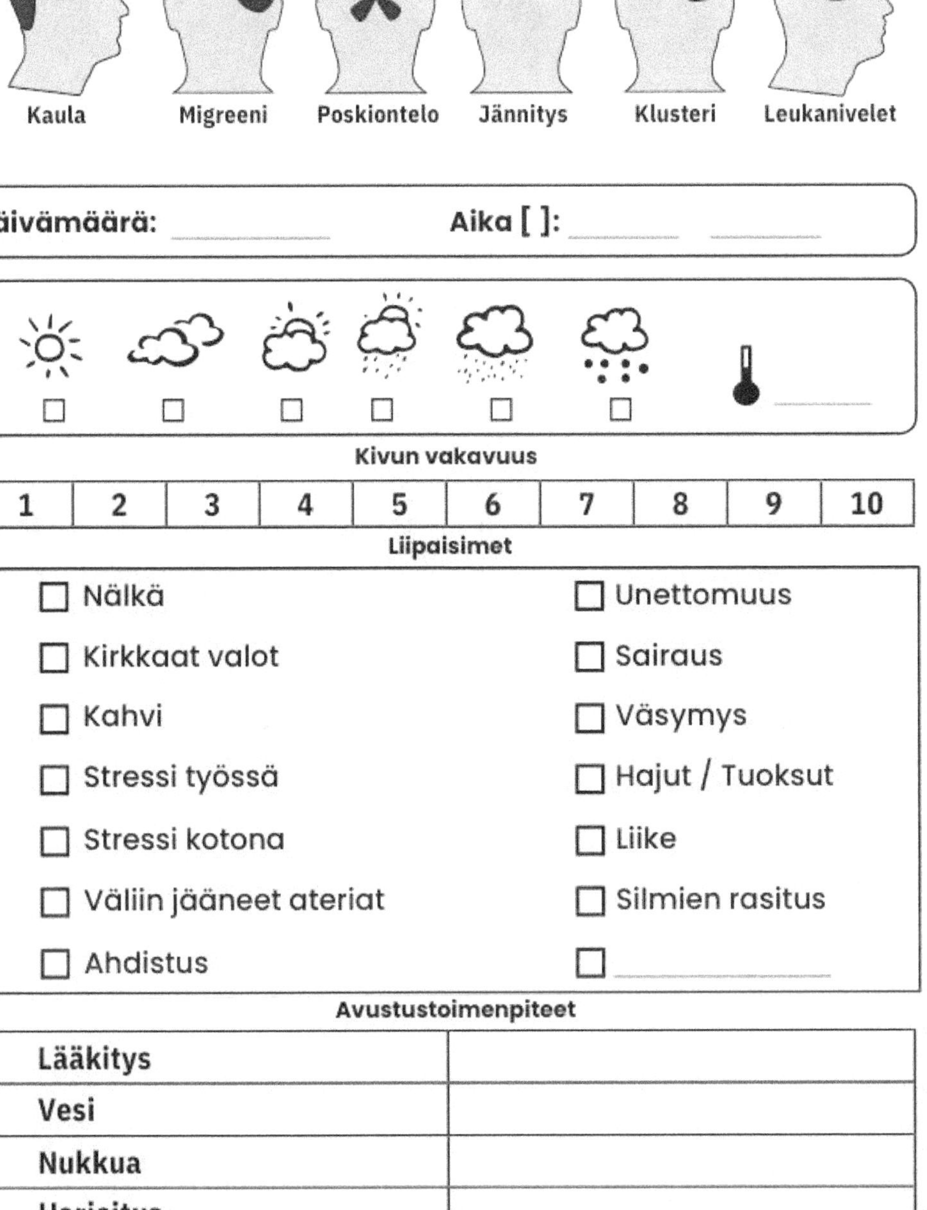

Päivämäärä: _______________ **Aika [ ]:** _______________

Kivun vakavuus

1	2	3	4	5	6	7	8	9	10

Liipaisimet

☐ Nälkä

☐ Kirkkaat valot

☐ Kahvi

☐ Stressi työssä

☐ Stressi kotona

☐ Väliin jääneet ateriat

☐ Ahdistus

☐ Unettomuus

☐ Sairaus

☐ Väsymys

☐ Hajut / Tuoksut

☐ Liike

☐ Silmien rasitus

☐ _______________

Avustustoimenpiteet

Lääkitys	
Vesi	
Nukkua	
Harjoitus	
Muut	
Muut	

Huomautukset:

Migreeni lokikirja

Migreeni lokikirja

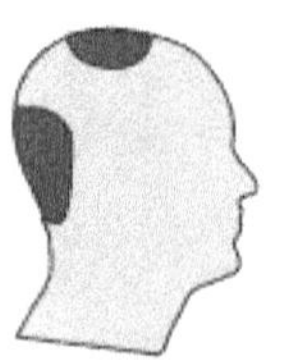
Kaula

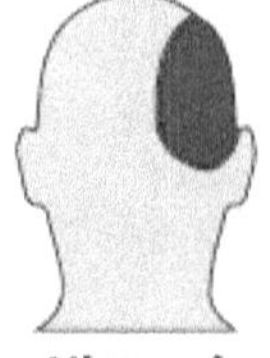
Migreeni

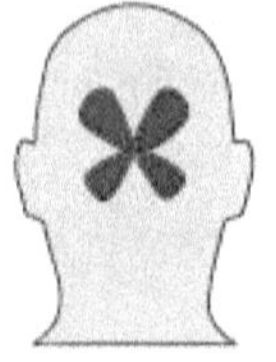
Poskiontelo

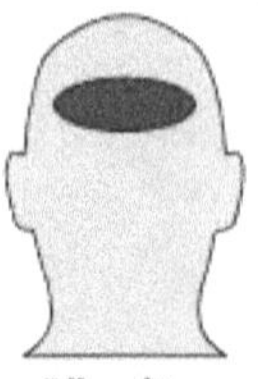
Jännitys

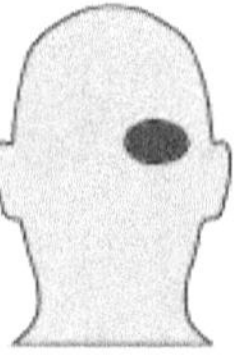
Klusteri

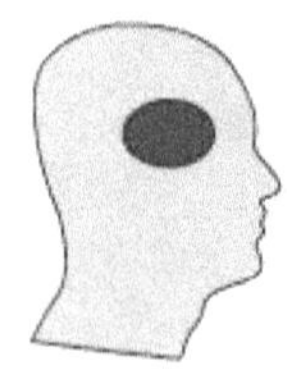
Leukanivelet

Päivämäärä: _______________   **Aika [ ]:** _______________

Kivun vakavuus

1	2	3	4	5	6	7	8	9	10

Liipaisimet

- ☐ Nälkä
- ☐ Kirkkaat valot
- ☐ Kahvi
- ☐ Stressi työssä
- ☐ Stressi kotona
- ☐ Väliin jääneet ateriat
- ☐ Ahdistus

- ☐ Unettomuus
- ☐ Sairaus
- ☐ Väsymys
- ☐ Hajut / Tuoksut
- ☐ Liike
- ☐ Silmien rasitus
- ☐ _______________

Avustustoimenpiteet

Lääkitys	
Vesi	
Nukkua	
Harjoitus	
Muut	
Muut	

Huomautukset:

Migreeni lokikirja

Migreeni lokikirja

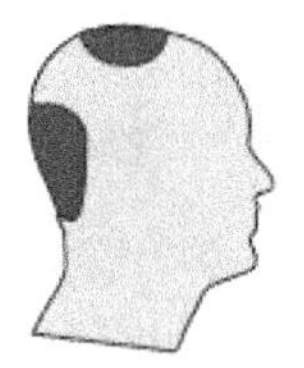 Kaula
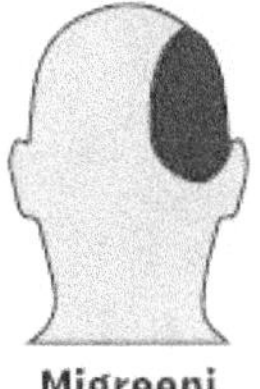 Migreeni
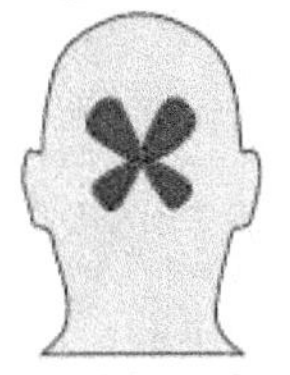 Poskiontelo
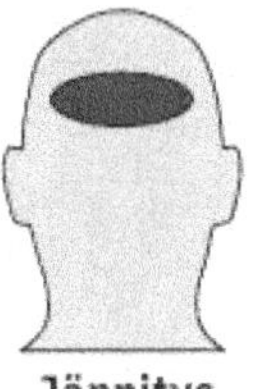 Jännitys
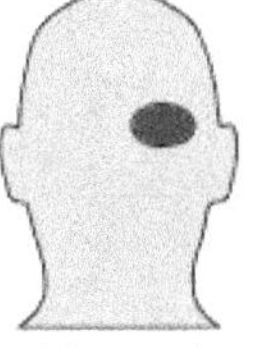 Klusteri
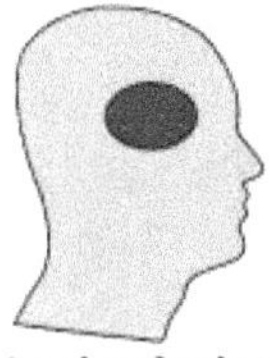 Leukanivelet

Päivämäärä: _________________ **Aika [ ]:** _________________

☀ ☐ ⛅ ☐ 🌤 ☐ 🌦 ☐ 🌧 ☐ 🌨 ☐ 🌡 _________

Kivun vakavuus

1	2	3	4	5	6	7	8	9	10

Liipaisimet

- ☐ Nälkä
- ☐ Kirkkaat valot
- ☐ Kahvi
- ☐ Stressi työssä
- ☐ Stressi kotona
- ☐ Väliin jääneet ateriat
- ☐ Ahdistus

- ☐ Unettomuus
- ☐ Sairaus
- ☐ Väsymys
- ☐ Hajut / Tuoksut
- ☐ Liike
- ☐ Silmien rasitus
- ☐ _________________

Avustustoimenpiteet

Lääkitys	
Vesi	
Nukkua	
Harjoitus	
Muut	
Muut	

Huomautukset: _________________

Migreeni lokikirja

Migreeni lokikirja

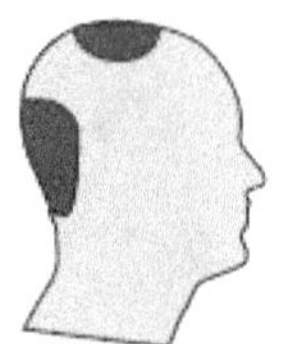

Kaula

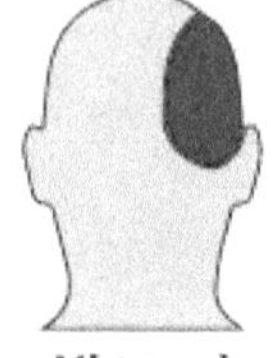

Migreeni

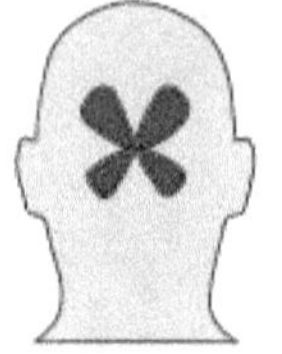

Poskiontelo

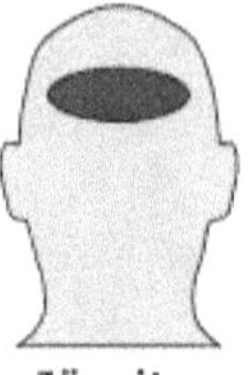

Jännitys

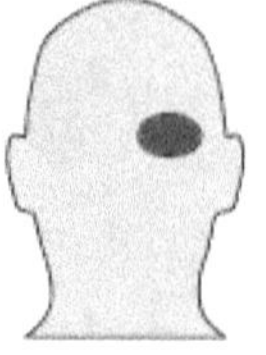

Klusteri

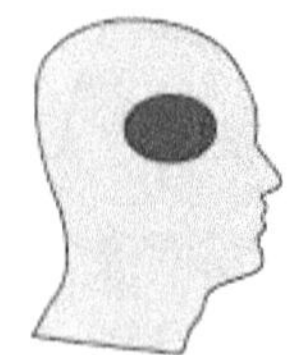

Leukanivelet

Päivämäärä: _______________   **Aika [ ]:** _______________

Kivun vakavuus

1	2	3	4	5	6	7	8	9	10

Liipaisimet

- ☐ Nälkä
- ☐ Kirkkaat valot
- ☐ Kahvi
- ☐ Stressi työssä
- ☐ Stressi kotona
- ☐ Väliin jääneet ateriat
- ☐ Ahdistus
- ☐ Unettomuus
- ☐ Sairaus
- ☐ Väsymys
- ☐ Hajut / Tuoksut
- ☐ Liike
- ☐ Silmien rasitus
- ☐ _______________

Avustustoimenpiteet

Lääkitys	
Vesi	
Nukkua	
Harjoitus	
Muut	
Muut	

Huomautukset: _______________

Migreeni lokikirja

Migreeni lokikirja

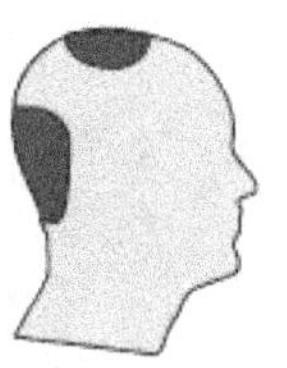
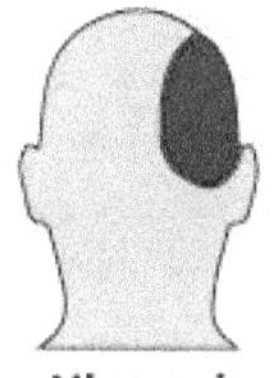
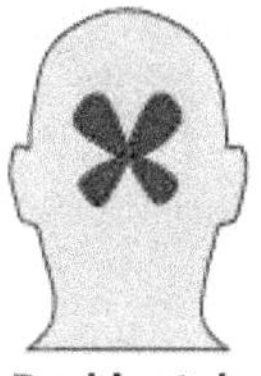
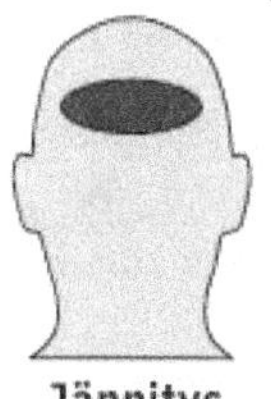
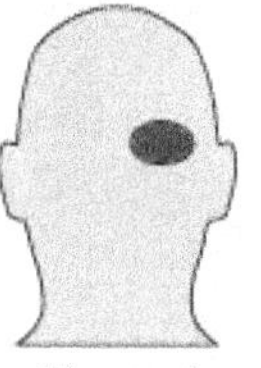
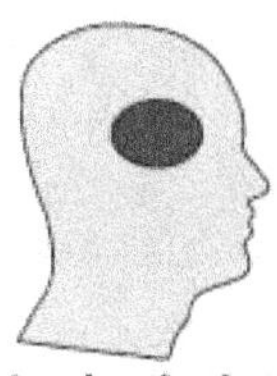

Kaula	Migreeni	Poskiontelo	Jännitys	Klusteri	Leukanivelet

Päivämäärä: _______________ **Aika [ ]:** _______________

☐ ☐ ☐ ☐ ☐ ☐

Kivun vakavuus

1	2	3	4	5	6	7	8	9	10

Liipaisimet

☐ Nälkä ☐ Unettomuus

☐ Kirkkaat valot ☐ Sairaus

☐ Kahvi ☐ Väsymys

☐ Stressi työssä ☐ Hajut / Tuoksut

☐ Stressi kotona ☐ Liike

☐ Väliin jääneet ateriat ☐ Silmien rasitus

☐ Ahdistus ☐ _______________

Avustustoimenpiteet

Lääkitys	
Vesi	
Nukkua	
Harjoitus	
Muut	
Muut	

Huomautukset: _______________

Migreeni lokikirja

Migreeni lokikirja

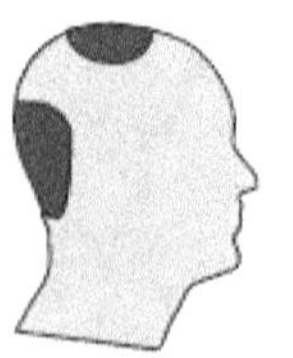 **Kaula**
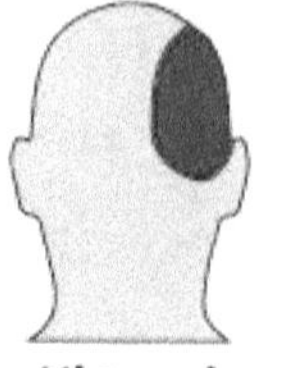 **Migreeni**
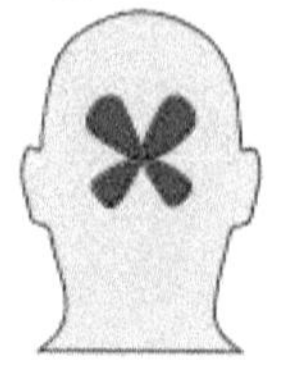 **Poskiontelo**
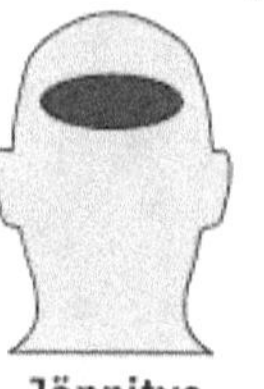 **Jännitys**
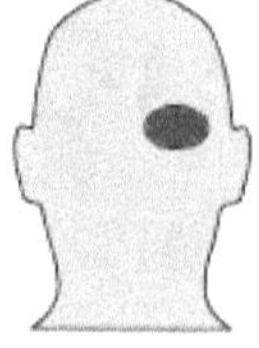 **Klusteri**
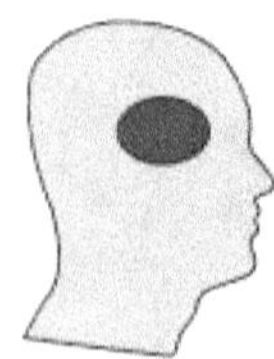 **Leukanivelet**

Päivämäärä: _______________ **Aika [ ]:** _______________

☐ ☐ ☐ ☐ ☐ ☐ 🌡 _______________

Kivun vakavuus

1	2	3	4	5	6	7	8	9	10

Liipaisimet

☐ Nälkä	☐ Unettomuus
☐ Kirkkaat valot	☐ Sairaus
☐ Kahvi	☐ Väsymys
☐ Stressi työssä	☐ Hajut / Tuoksut
☐ Stressi kotona	☐ Liike
☐ Väliin jääneet ateriat	☐ Silmien rasitus
☐ Ahdistus	☐ _______________

Avustustoimenpiteet

Lääkitys	
Vesi	
Nukkua	
Harjoitus	
Muut	
Muut	

Huomautukset:

Migreeni lokikirja

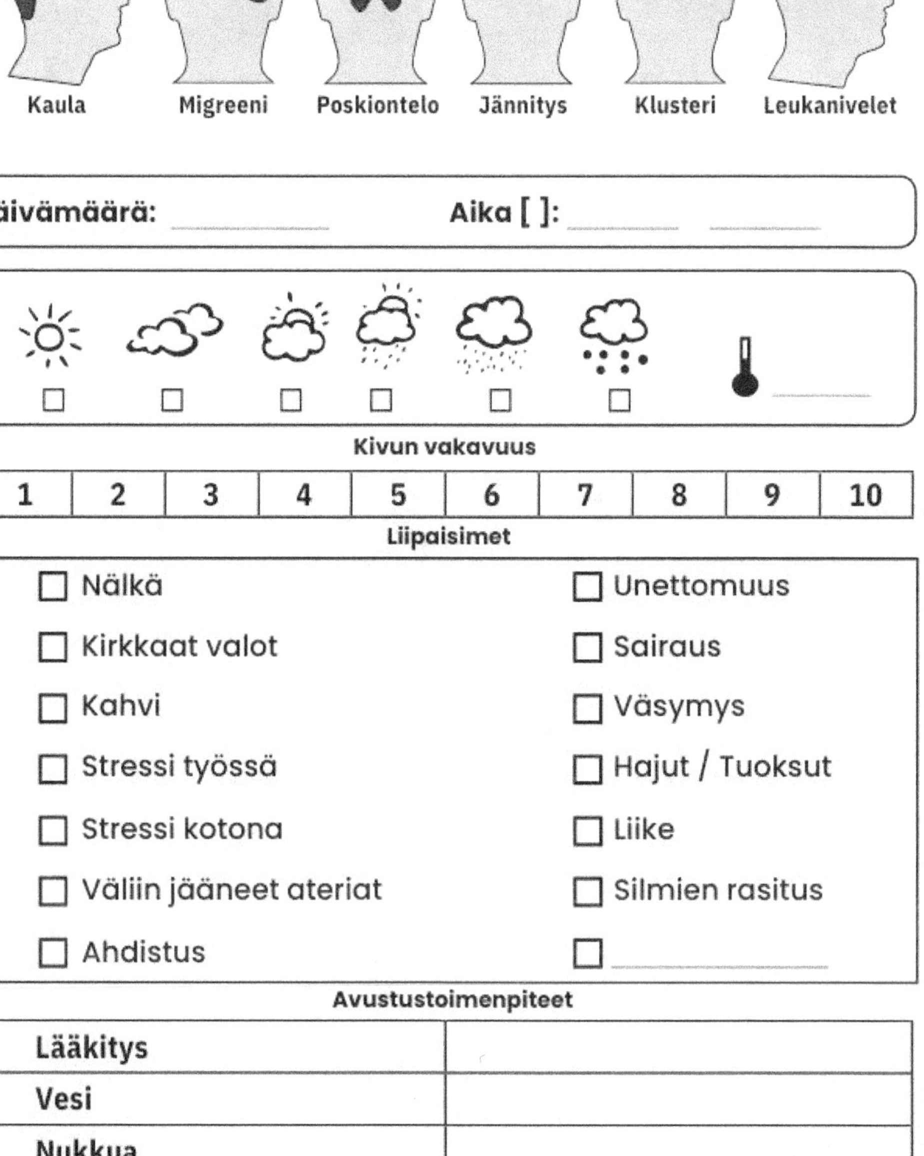

Päivämäärä: _______________   Aika [ ]: _______________

Kivun vakavuus

1	2	3	4	5	6	7	8	9	10

Liipaisimet

- ☐ Nälkä
- ☐ Kirkkaat valot
- ☐ Kahvi
- ☐ Stressi työssä
- ☐ Stressi kotona
- ☐ Väliin jääneet ateriat
- ☐ Ahdistus

- ☐ Unettomuus
- ☐ Sairaus
- ☐ Väsymys
- ☐ Hajut / Tuoksut
- ☐ Liike
- ☐ Silmien rasitus
- ☐ _______________

Avustustoimenpiteet

Lääkitys	
Vesi	
Nukkua	
Harjoitus	
Muut	
Muut	

Huomautukset: _______________

Migreeni lokikirja

Migreeni lokikirja

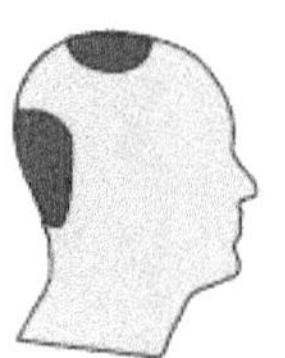

Kaula

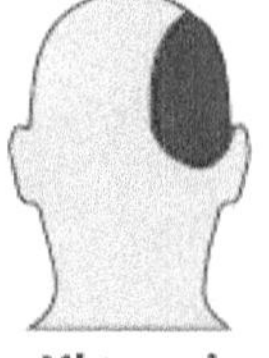

Migreeni

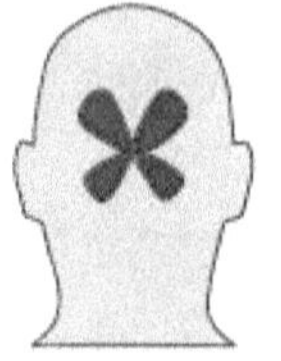

Poskiontelo

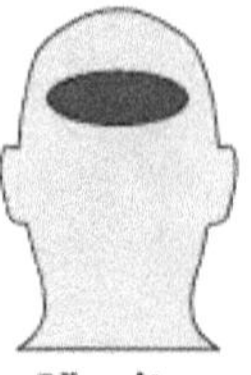

Jännitys

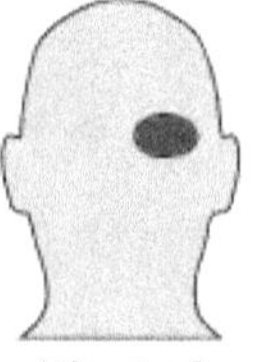

Klusteri

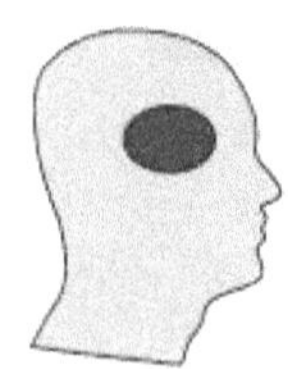

Leukanivelet

Päivämäärä: _____________   **Aika [ ]:** _____________

☀ ☐   ⛅ ☐   🌤 ☐   🌦 ☐   🌧 ☐   🌨 ☐   🌡 _______

Kivun vakavuus

1	2	3	4	5	6	7	8	9	10

Liipaisimet

- ☐ Nälkä
- ☐ Kirkkaat valot
- ☐ Kahvi
- ☐ Stressi työssä
- ☐ Stressi kotona
- ☐ Väliin jääneet ateriat
- ☐ Ahdistus

- ☐ Unettomuus
- ☐ Sairaus
- ☐ Väsymys
- ☐ Hajut / Tuoksut
- ☐ Liike
- ☐ Silmien rasitus
- ☐ _____________

Avustustoimenpiteet

Lääkitys	
Vesi	
Nukkua	
Harjoitus	
Muut	
Muut	

Huomautukset:

Migreeni lokikirja

Migreeni lokikirja

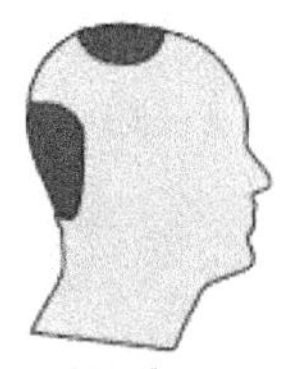 Kaula
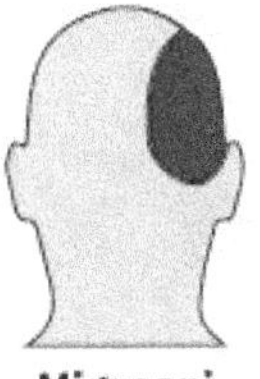 Migreeni
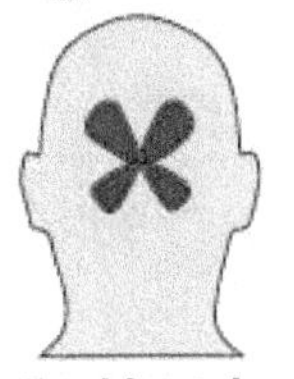 Poskiontelo
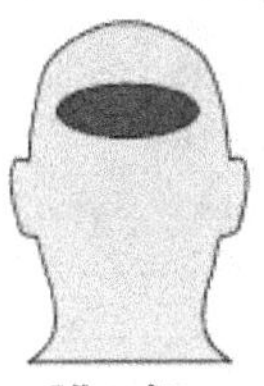 Jännitys
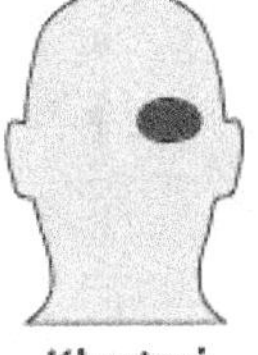 Klusteri
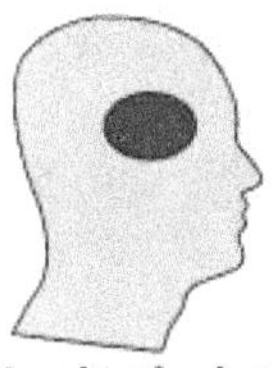 Leukanivelet

Päivämäärä: _______________   **Aika [ ]:** _______________

Kivun vakavuus

1	2	3	4	5	6	7	8	9	10

Liipaisimet

☐ Nälkä   ☐ Unettomuus

☐ Kirkkaat valot   ☐ Sairaus

☐ Kahvi   ☐ Väsymys

☐ Stressi työssä   ☐ Hajut / Tuoksut

☐ Stressi kotona   ☐ Liike

☐ Väliin jääneet ateriat   ☐ Silmien rasitus

☐ Ahdistus   ☐ _______________

Avustustoimenpiteet

Lääkitys	
Vesi	
Nukkua	
Harjoitus	
Muut	
Muut	

Huomautukset:

Migreeni lokikirja

Migreeni lokikirja

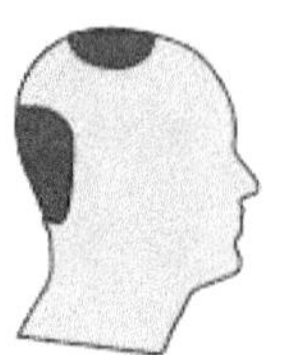

Kaula

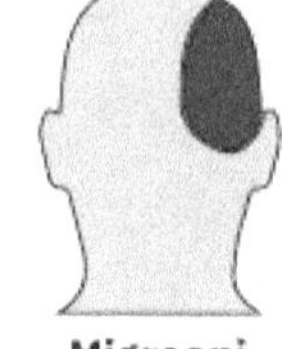

Migreeni

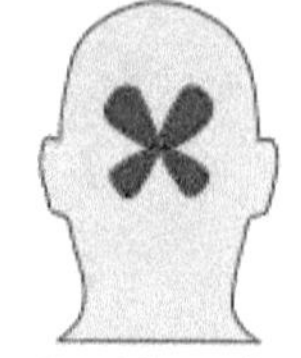

Poskiontelo

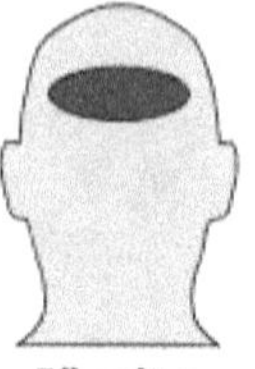

Jännitys

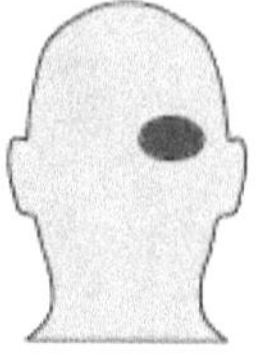

Klusteri

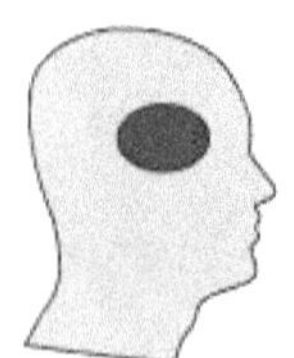

Leukanivelet

Päivämäärä: ____________________ **Aika [ ]:** ____________________

☐ ☐ ☐ ☐ ☐ ☐

Kivun vakavuus

1	2	3	4	5	6	7	8	9	10

Liipaisimet

☐ Nälkä	☐ Unettomuus
☐ Kirkkaat valot	☐ Sairaus
☐ Kahvi	☐ Väsymys
☐ Stressi työssä	☐ Hajut / Tuoksut
☐ Stressi kotona	☐ Liike
☐ Väliin jääneet ateriat	☐ Silmien rasitus
☐ Ahdistus	☐ _____________

Avustustoimenpiteet

Lääkitys	
Vesi	
Nukkua	
Harjoitus	
Muut	
Muut	

Huomautukset:

Migreeni lokikirja

Migreeni lokikirja

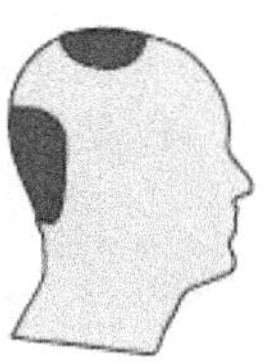 Kaula
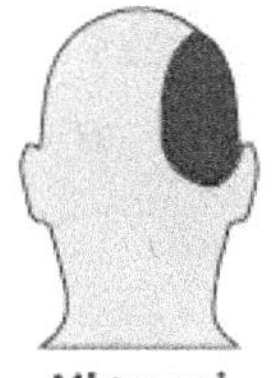 Migreeni
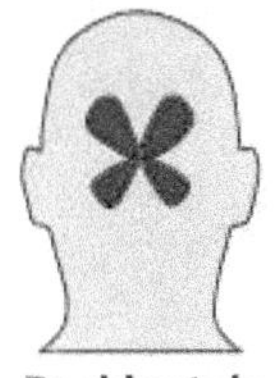 Poskiontelo
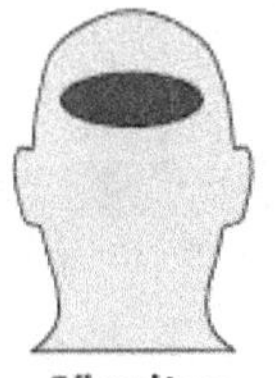 Jännitys
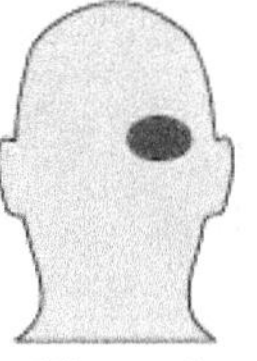 Klusteri
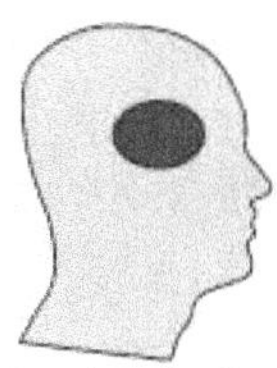 Leukanivelet

Päivämäärä: ___________________ Aika [ ]: ___________________

☼ ☁ ☁ ☔ ☔ ❄ 🌡

☐ ☐ ☐ ☐ ☐ ☐

Kivun vakavuus

1	2	3	4	5	6	7	8	9	10

Liipaisimet

☐ Nälkä	☐ Unettomuus
☐ Kirkkaat valot	☐ Sairaus
☐ Kahvi	☐ Väsymys
☐ Stressi työssä	☐ Hajut / Tuoksut
☐ Stressi kotona	☐ Liike
☐ Väliin jääneet ateriat	☐ Silmien rasitus
☐ Ahdistus	☐ ___________

Avustustoimenpiteet

Lääkitys	
Vesi	
Nukkua	
Harjoitus	
Muut	
Muut	

Huomautukset:

Migreeni lokikirja

Migreeni lokikirja

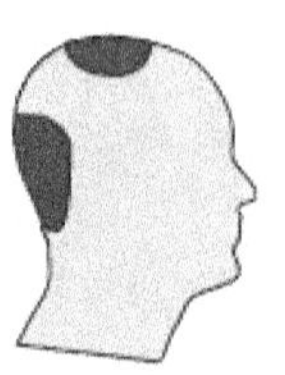
Kaula

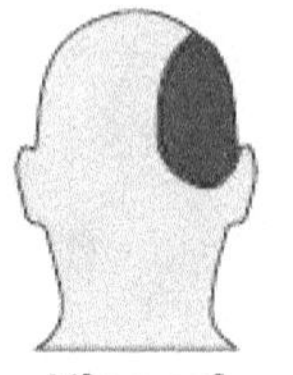
Migreeni

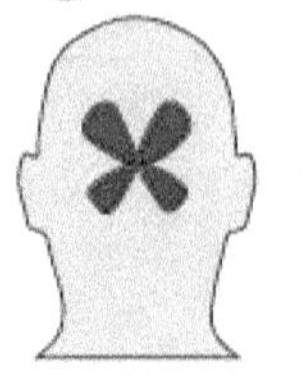
Poskiontelo

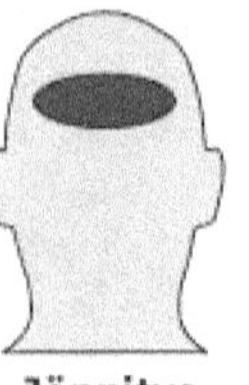
Jännitys

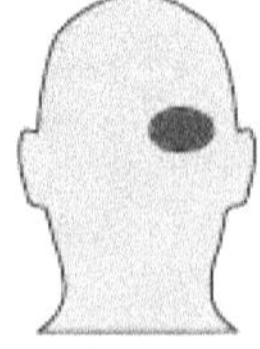
Klusteri

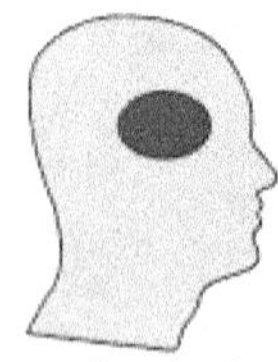
Leukanivelet

Päivämäärä: _______________   **Aika [ ]:** _______________

☐ ☐ ☐ ☐ ☐ ☐

Kivun vakavuus

1	2	3	4	5	6	7	8	9	10

Liipaisimet

☐ Nälkä		☐ Unettomuus
☐ Kirkkaat valot		☐ Sairaus
☐ Kahvi		☐ Väsymys
☐ Stressi työssä		☐ Hajut / Tuoksut
☐ Stressi kotona		☐ Liike
☐ Väliin jääneet ateriat		☐ Silmien rasitus
☐ Ahdistus		☐ _____________

Avustustoimenpiteet

Lääkitys	
Vesi	
Nukkua	
Harjoitus	
Muut	
Muut	

Huomautukset:

Migreeni lokikirja

Migreeni lokikirja

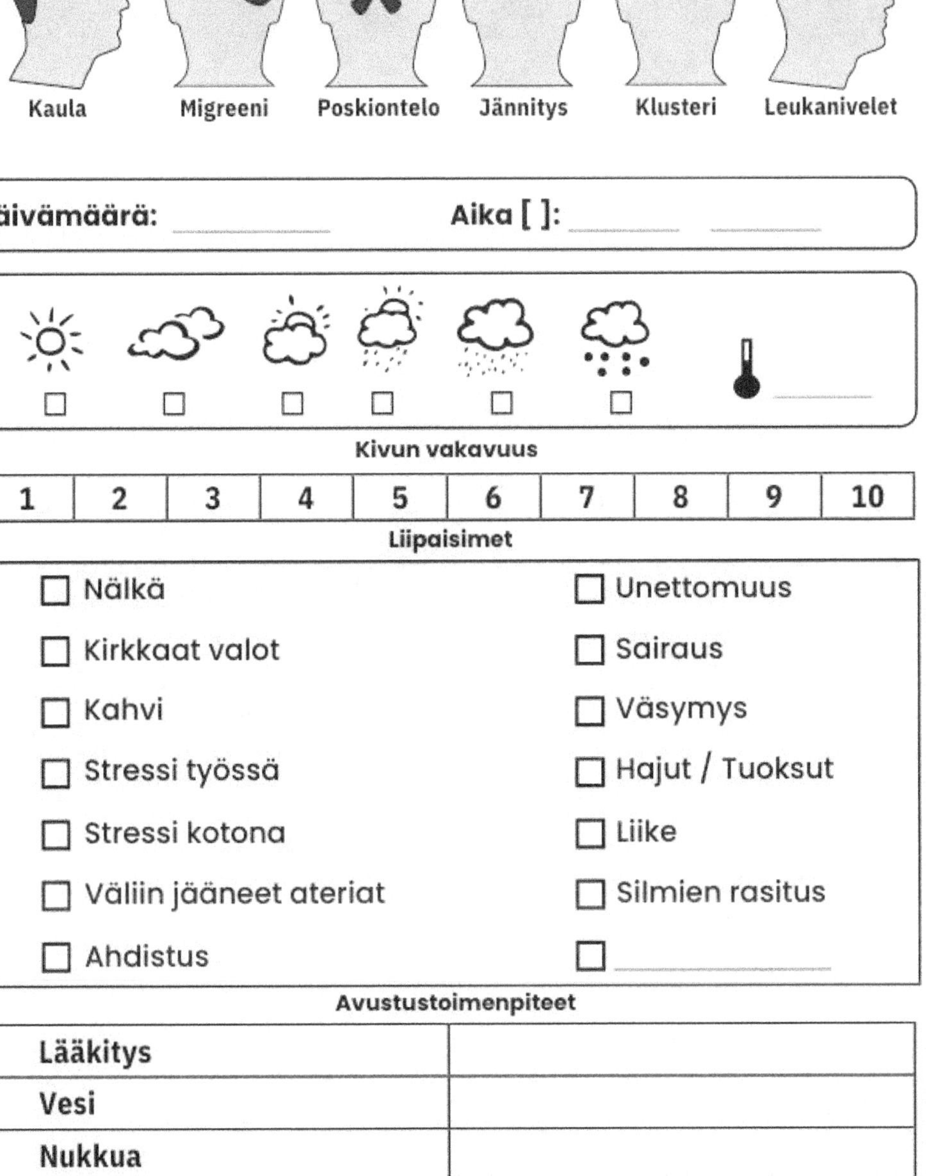

Päivämäärä: ___________________   Aika [ ]: ___________________

Kivun vakavuus

1	2	3	4	5	6	7	8	9	10

Liipaisimet

- ☐ Nälkä
- ☐ Kirkkaat valot
- ☐ Kahvi
- ☐ Stressi työssä
- ☐ Stressi kotona
- ☐ Väliin jääneet ateriat
- ☐ Ahdistus

- ☐ Unettomuus
- ☐ Sairaus
- ☐ Väsymys
- ☐ Hajut / Tuoksut
- ☐ Liike
- ☐ Silmien rasitus
- ☐ ___________________

Avustustoimenpiteet

Lääkitys	
Vesi	
Nukkua	
Harjoitus	
Muut	
Muut	

Huomautukset:

Migreeni lokikirja

Migreeni lokikirja

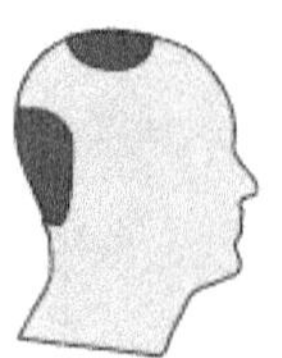 Kaula
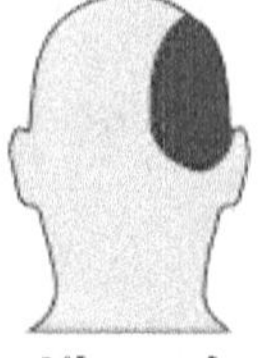 Migreeni
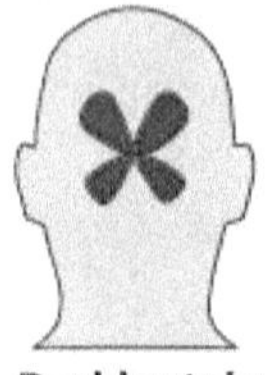 Poskiontelo
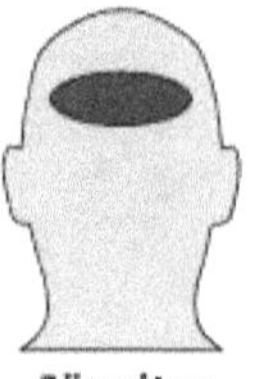 Jännitys
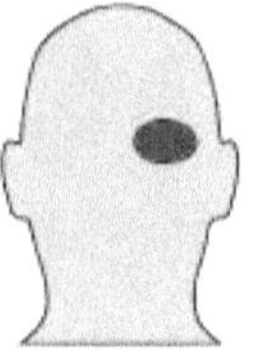 Klusteri
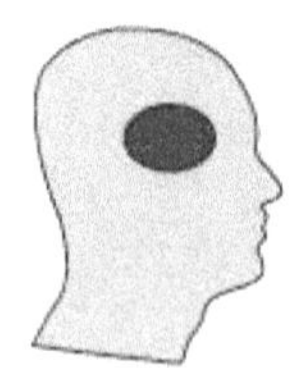 Leukanivelet

Päivämäärä: _______________ **Aika [ ]:** _______________

☀ ☐ ⛅ ☐ 🌦 ☐ 🌧 ☐ 🌧 ☐ 🌨 ☐ 🌡 _______

Kivun vakavuus

1	2	3	4	5	6	7	8	9	10

Liipaisimet

☐ Nälkä	☐ Unettomuus
☐ Kirkkaat valot	☐ Sairaus
☐ Kahvi	☐ Väsymys
☐ Stressi työssä	☐ Hajut / Tuoksut
☐ Stressi kotona	☐ Liike
☐ Väliin jääneet ateriat	☐ Silmien rasitus
☐ Ahdistus	☐ _______________

Avustustoimenpiteet

Lääkitys	
Vesi	
Nukkua	
Harjoitus	
Muut	
Muut	

Huomautukset:

Migreeni lokikirja

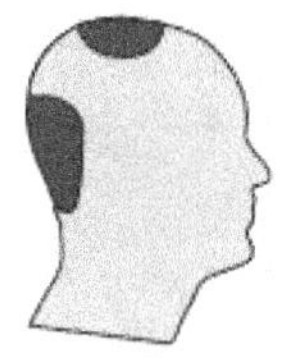

Kaula

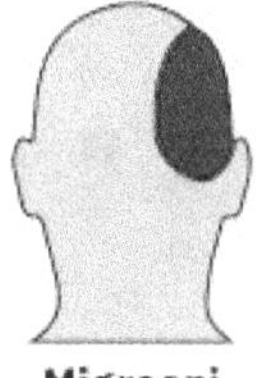

Migreeni

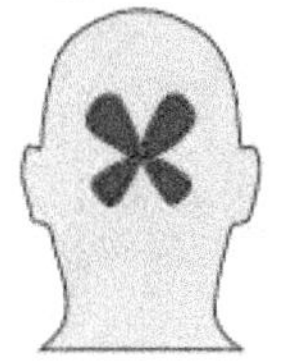

Poskiontelo

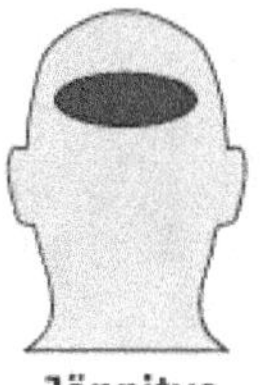

Jännitys

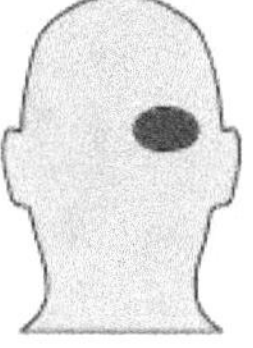

Klusteri

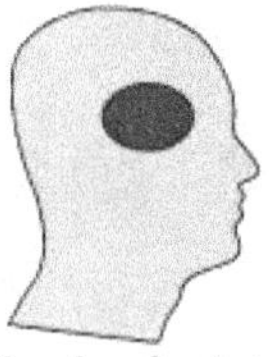

Leukanivelet

Päivämäärä: ______________   **Aika [ ]:** ______________

☐ ☐ ☐ ☐ ☐ ☐

Kivun vakavuus

1	2	3	4	5	6	7	8	9	10

Liipaisimet

☐ Nälkä	☐ Unettomuus
☐ Kirkkaat valot	☐ Sairaus
☐ Kahvi	☐ Väsymys
☐ Stressi työssä	☐ Hajut / Tuoksut
☐ Stressi kotona	☐ Liike
☐ Väliin jääneet ateriat	☐ Silmien rasitus
☐ Ahdistus	☐ ______________

Avustustoimenpiteet

Lääkitys	
Vesi	
Nukkua	
Harjoitus	
Muut	
Muut	

Huomautukset: ______________

Migreeni lokikirja

Migreeni lokikirja

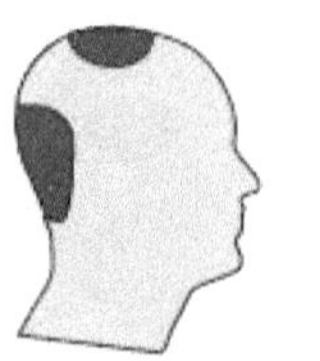
Kaula

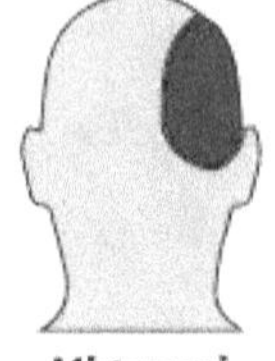
Migreeni

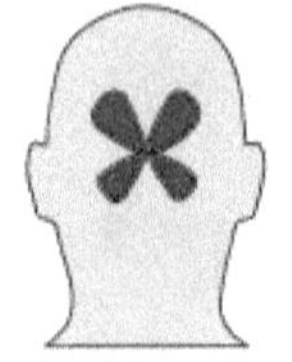
Poskiontelo

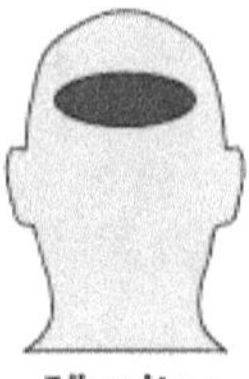
Jännitys

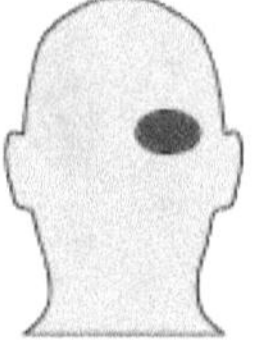
Klusteri

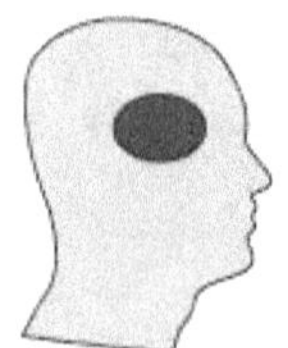
Leukanivelet

Päivämäärä: ______________ **Aika [ ]:** ______________

☀ ☐ ☁ ☐ ☁ ☐ 🌦 ☐ 🌧 ☐ 🌨 ☐ 🌡 ______________

Kivun vakavuus

1	2	3	4	5	6	7	8	9	10

Liipaisimet

☐ Nälkä	☐ Unettomuus
☐ Kirkkaat valot	☐ Sairaus
☐ Kahvi	☐ Väsymys
☐ Stressi työssä	☐ Hajut / Tuoksut
☐ Stressi kotona	☐ Liike
☐ Väliin jääneet ateriat	☐ Silmien rasitus
☐ Ahdistus	☐ ______________

Avustustoimenpiteet

Lääkitys	
Vesi	
Nukkua	
Harjoitus	
Muut	
Muut	

Huomautukset:

Migreeni lokikirja

Migreeni lokikirja

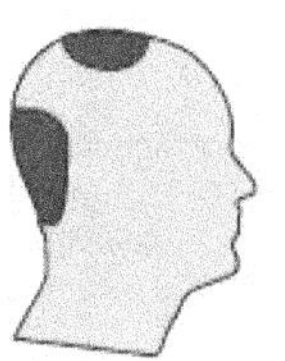

Kaula

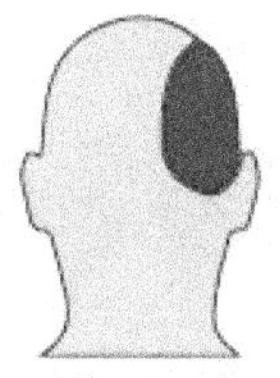

Migreeni

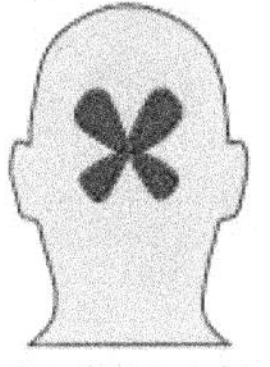

Poskiontelo

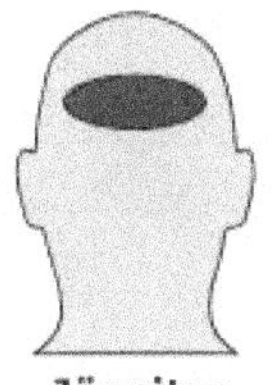

Jännitys

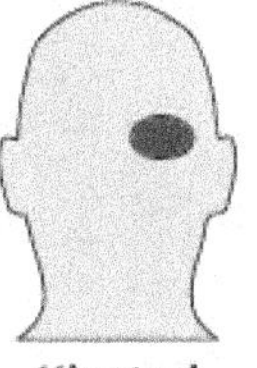

Klusteri

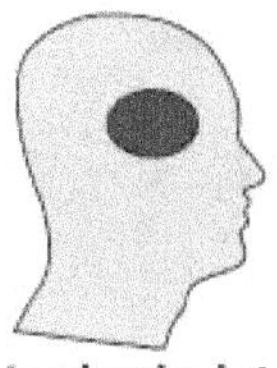

Leukanivelet

Päivämäärä: _______________   Aika [ ]: _______________

☐ ☀   ☐ 🌤   ☐ 🌥   ☐ 🌧   ☐ 🌦   ☐ 🌨   🌡 _______________

Kivun vakavuus

1	2	3	4	5	6	7	8	9	10

Liipaisimet

☐ Nälkä   ☐ Unettomuus

☐ Kirkkaat valot   ☐ Sairaus

☐ Kahvi   ☐ Väsymys

☐ Stressi työssä   ☐ Hajut / Tuoksut

☐ Stressi kotona   ☐ Liike

☐ Väliin jääneet ateriat   ☐ Silmien rasitus

☐ Ahdistus   ☐ _______________

Avustustoimenpiteet

Lääkitys	
Vesi	
Nukkua	
Harjoitus	
Muut	
Muut	

Huomautukset:

Migreeni lokikirja

Migreeni lokikirja

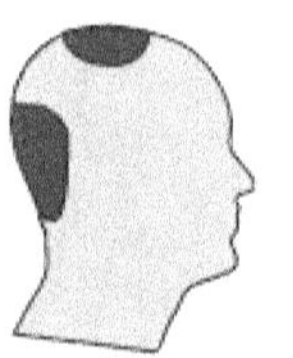
Kaula

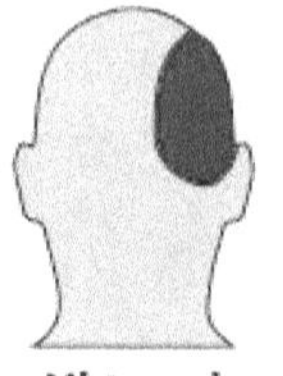
Migreeni

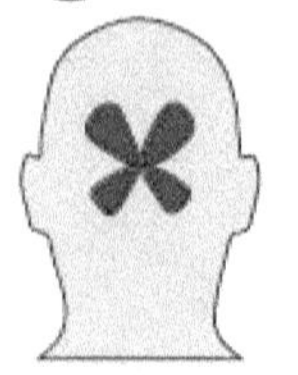
Poskiontelo

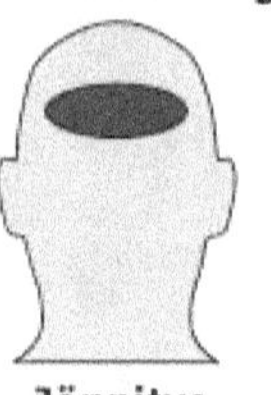
Jännitys

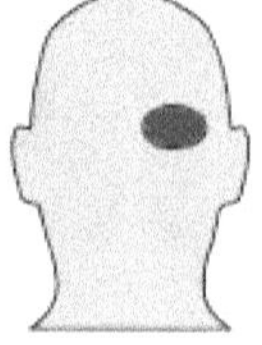
Klusteri

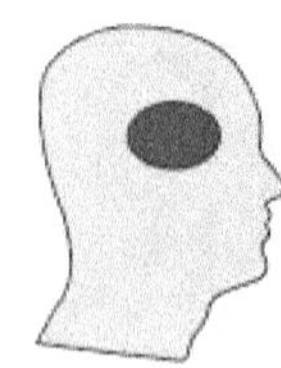
Leukanivelet

Päivämäärä: ______________ **Aika [ ]:** ______________

☐ ☐ ☐ ☐ ☐ ☐ 🌡 ______

Kivun vakavuus

1	2	3	4	5	6	7	8	9	10

Liipaisimet

☐ Nälkä	☐ Unettomuus
☐ Kirkkaat valot	☐ Sairaus
☐ Kahvi	☐ Väsymys
☐ Stressi työssä	☐ Hajut / Tuoksut
☐ Stressi kotona	☐ Liike
☐ Väliin jääneet ateriat	☐ Silmien rasitus
☐ Ahdistus	☐ ____________

Avustustoimenpiteet

Lääkitys	
Vesi	
Nukkua	
Harjoitus	
Muut	
Muut	

Huomautukset:

Migreeni lokikirja

Migreeni lokikirja

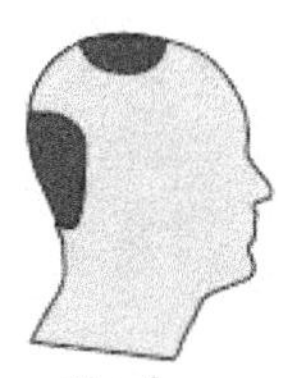 Kaula
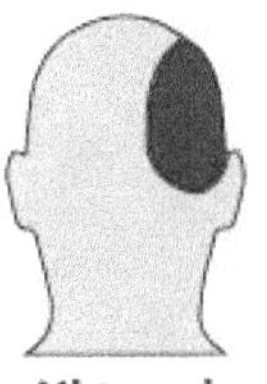 Migreeni
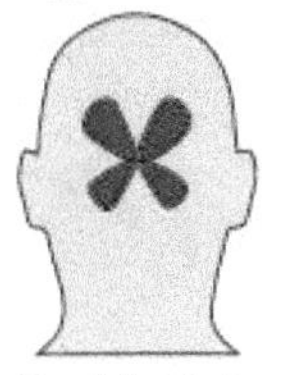 Poskiontelo
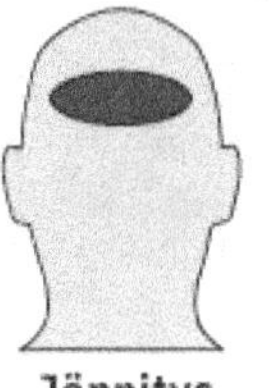 Jännitys
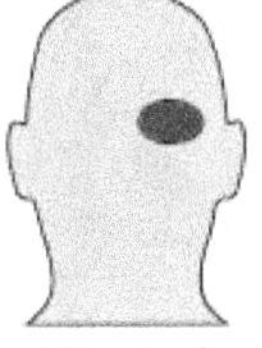 Klusteri
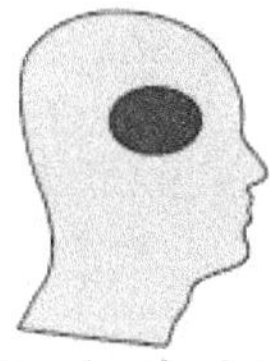 Leukanivelet

Päivämäärä: _______________ Aika [ ]: _______________

☐ ☐ ☐ ☐ ☐ ☐ 🌡 _______________

Kivun vakavuus

1	2	3	4	5	6	7	8	9	10

Liipaisimet

☐ Nälkä   ☐ Unettomuus

☐ Kirkkaat valot   ☐ Sairaus

☐ Kahvi   ☐ Väsymys

☐ Stressi työssä   ☐ Hajut / Tuoksut

☐ Stressi kotona   ☐ Liike

☐ Väliin jääneet ateriat   ☐ Silmien rasitus

☐ Ahdistus   ☐ _______________

Avustustoimenpiteet

Lääkitys	
Vesi	
Nukkua	
Harjoitus	
Muut	
Muut	

Huomautukset:

Migreeni lokikirja

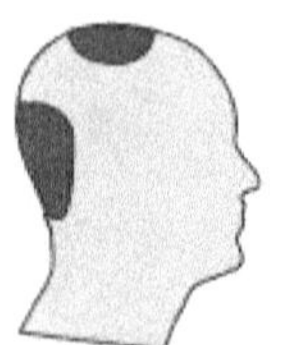 Kaula
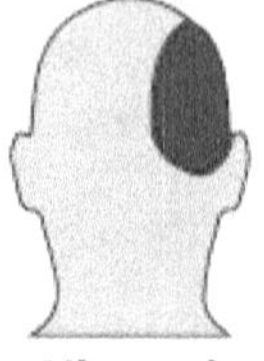 Migreeni
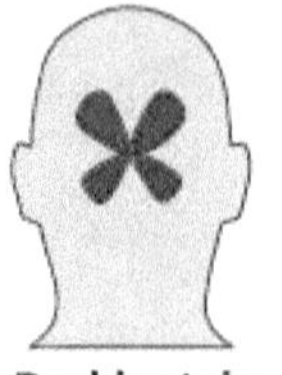 Poskiontelo
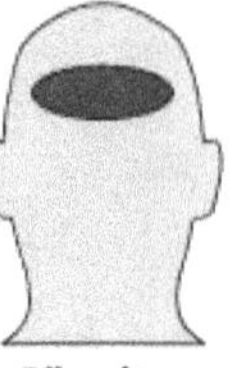 Jännitys
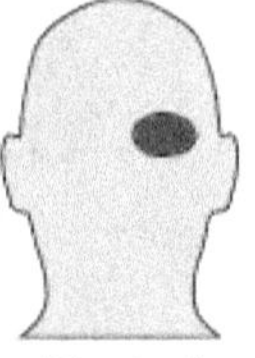 Klusteri
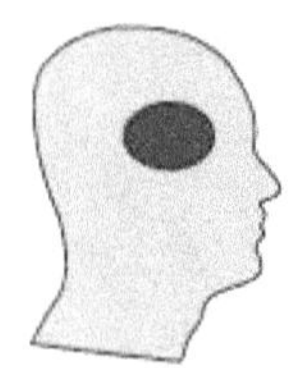 Leukanivelet

Päivämäärä: _______________ **Aika [ ]:** _______________

Kivun vakavuus

1	2	3	4	5	6	7	8	9	10

Liipaisimet

- ☐ Nälkä
- ☐ Kirkkaat valot
- ☐ Kahvi
- ☐ Stressi työssä
- ☐ Stressi kotona
- ☐ Väliin jääneet ateriat
- ☐ Ahdistus

- ☐ Unettomuus
- ☐ Sairaus
- ☐ Väsymys
- ☐ Hajut / Tuoksut
- ☐ Liike
- ☐ Silmien rasitus
- ☐ _______________

Avustustoimenpiteet

Lääkitys	
Vesi	
Nukkua	
Harjoitus	
Muut	
Muut	

Huomautukset:

Migreeni lokikirja

Migreeni lokikirja

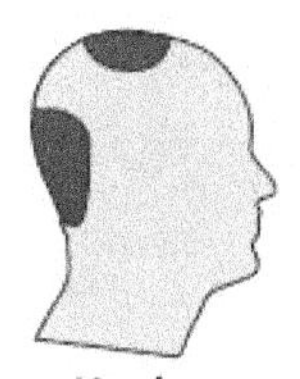 Kaula
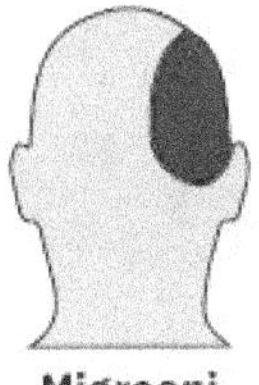 Migreeni
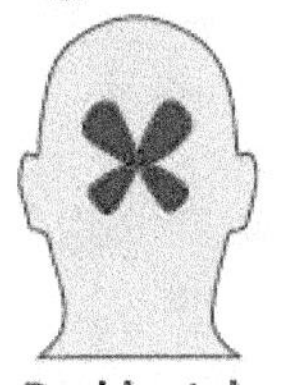 Poskiontelo
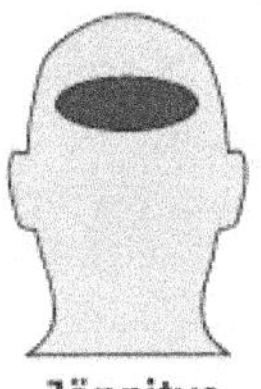 Jännitys
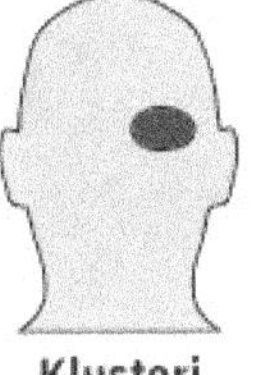 Klusteri
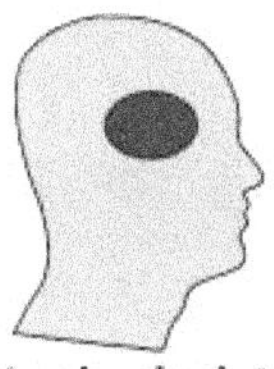 Leukanivelet

Päivämäärä: _______________ **Aika [ ]:** _______________

☐ ☐ ☐ ☐ ☐ ☐ 🌡 _______

Kivun vakavuus

1	2	3	4	5	6	7	8	9	10

Liipaisimet

☐ Nälkä	☐ Unettomuus
☐ Kirkkaat valot	☐ Sairaus
☐ Kahvi	☐ Väsymys
☐ Stressi työssä	☐ Hajut / Tuoksut
☐ Stressi kotona	☐ Liike
☐ Väliin jääneet ateriat	☐ Silmien rasitus
☐ Ahdistus	☐ _______________

Avustustoimenpiteet

Lääkitys	
Vesi	
Nukkua	
Harjoitus	
Muut	
Muut	

Huomautukset:

Migreeni lokikirja

Migreeni lokikirja

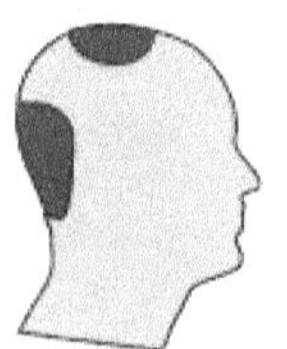
Kaula

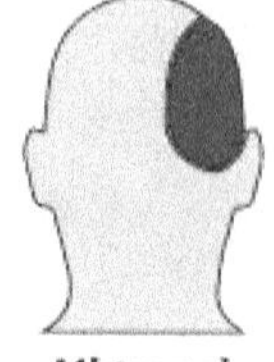
Migreeni

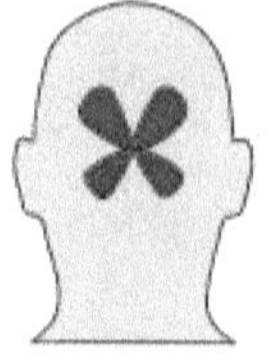
Poskiontelo

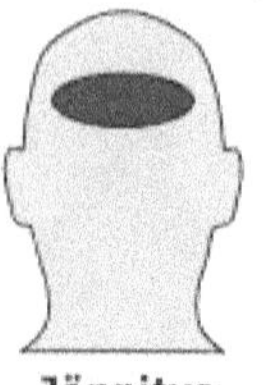
Jännitys

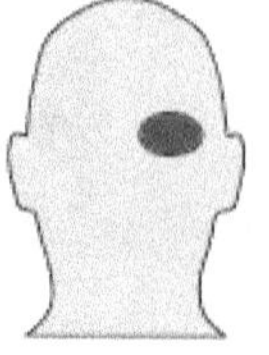
Klusteri

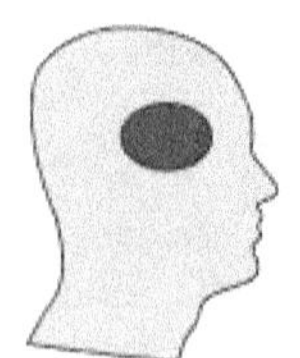
Leukanivelet

Päivämäärä: _____________   **Aika [ ]:** _____________

☼ ☐   ⛅ ☐   🌥 ☐   🌦 ☐   ☁ ☐   🌨 ☐   🌡 _______

Kivun vakavuus

1	2	3	4	5	6	7	8	9	10

Liipaisimet

☐ Nälkä	☐ Unettomuus
☐ Kirkkaat valot	☐ Sairaus
☐ Kahvi	☐ Väsymys
☐ Stressi työssä	☐ Hajut / Tuoksut
☐ Stressi kotona	☐ Liike
☐ Väliin jääneet ateriat	☐ Silmien rasitus
☐ Ahdistus	☐ _____________

Avustustoimenpiteet

Lääkitys	
Vesi	
Nukkua	
Harjoitus	
Muut	
Muut	

Huomautukset:

Migreeni lokikirja

Migreeni lokikirja

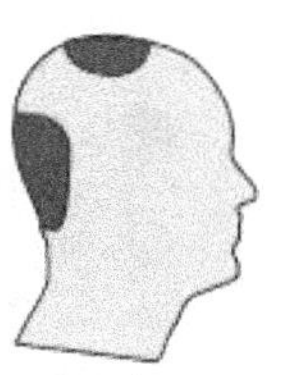 Kaula

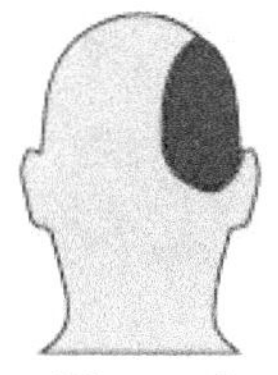 Migreeni

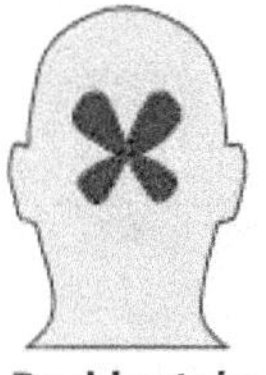 Poskiontelo

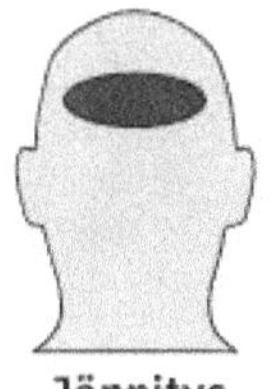 Jännitys

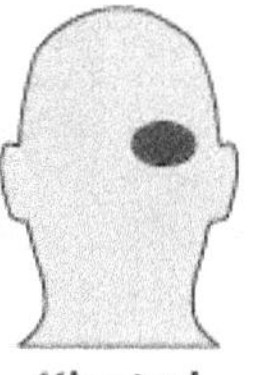 Klusteri

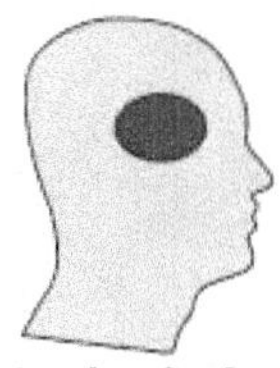 Leukanivelet

Päivämäärä: _______________ Aika [ ]: _______________

☐ ☐ ☐ ☐ ☐ ☐

Kivun vakavuus

1	2	3	4	5	6	7	8	9	10

Liipaisimet

☐ Nälkä ☐ Unettomuus

☐ Kirkkaat valot ☐ Sairaus

☐ Kahvi ☐ Väsymys

☐ Stressi työssä ☐ Hajut / Tuoksut

☐ Stressi kotona ☐ Liike

☐ Väliin jääneet ateriat ☐ Silmien rasitus

☐ Ahdistus ☐ _______________

Avustustoimenpiteet

Lääkitys	
Vesi	
Nukkua	
Harjoitus	
Muut	
Muut	

Huomautukset: _______________

Migreeni lokikirja

Migreeni lokikirja

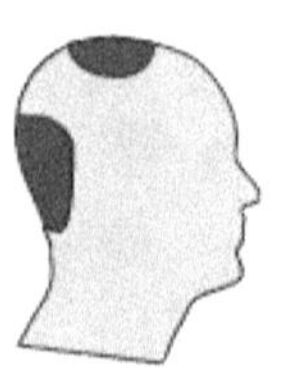 Kaula
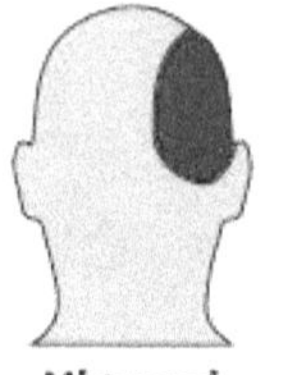 Migreeni
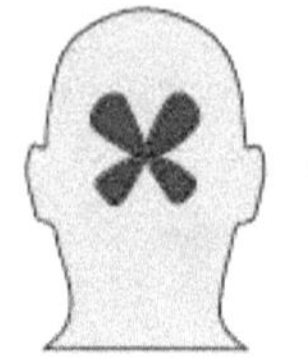 Poskiontelo
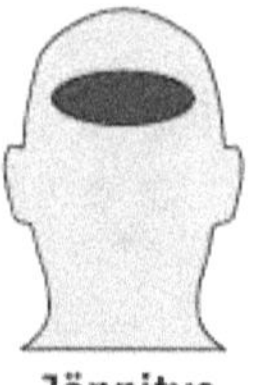 Jännitys
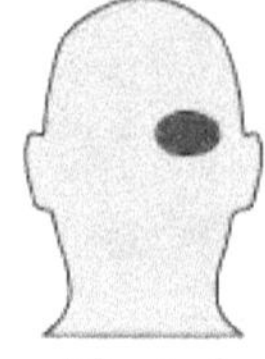 Klusteri
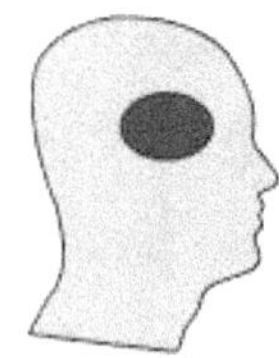 Leukanivelet

Päivämäärä: _______________ **Aika [ ]:** _______________

☐ ☐ ☐ ☐ ☐ ☐

Kivun vakavuus

1	2	3	4	5	6	7	8	9	10

Liipaisimet

☐ Nälkä ☐ Unettomuus

☐ Kirkkaat valot ☐ Sairaus

☐ Kahvi ☐ Väsymys

☐ Stressi työssä ☐ Hajut / Tuoksut

☐ Stressi kotona ☐ Liike

☐ Väliin jääneet ateriat ☐ Silmien rasitus

☐ Ahdistus ☐ _______________

Avustustoimenpiteet

Lääkitys	
Vesi	
Nukkua	
Harjoitus	
Muut	
Muut	

Huomautukset:

Migreeni lokikirja

Migreeni lokikirja

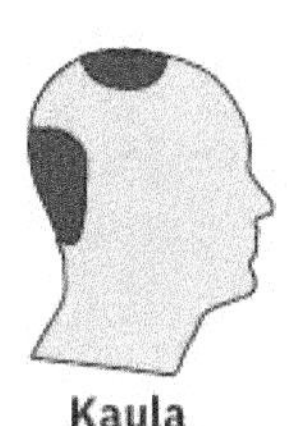 Kaula

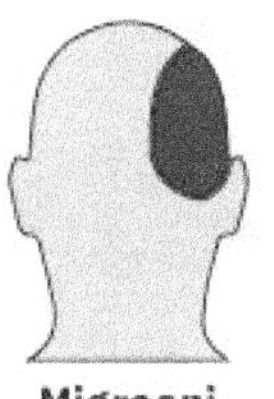 Migreeni

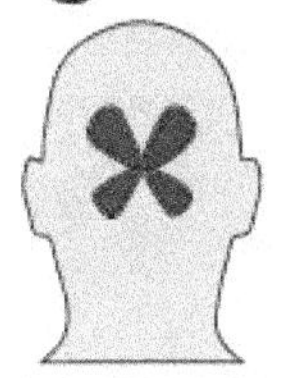 Poskiontelo

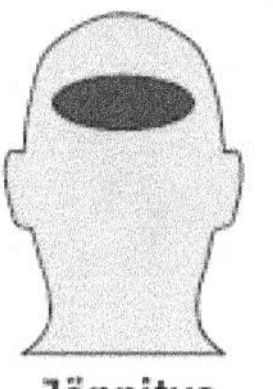 Jännitys

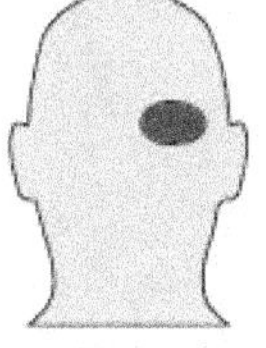 Klusteri

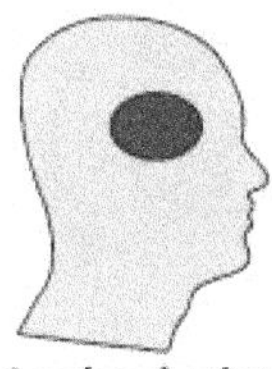 Leukanivelet

Päivämäärä: _______________ Aika [ ]: _______________

☀ ☐ ⛅ ☐ 🌤 ☐ 🌦 ☐ 🌧 ☐ 🌨 ☐ 🌡

Kivun vakavuus

1	2	3	4	5	6	7	8	9	10

Liipaisimet

☐ Nälkä ☐ Unettomuus

☐ Kirkkaat valot ☐ Sairaus

☐ Kahvi ☐ Väsymys

☐ Stressi työssä ☐ Hajut / Tuoksut

☐ Stressi kotona ☐ Liike

☐ Väliin jääneet ateriat ☐ Silmien rasitus

☐ Ahdistus ☐ _______________

Avustustoimenpiteet

Lääkitys	
Vesi	
Nukkua	
Harjoitus	
Muut	
Muut	

Huomautukset:

Migreeni lokikirja

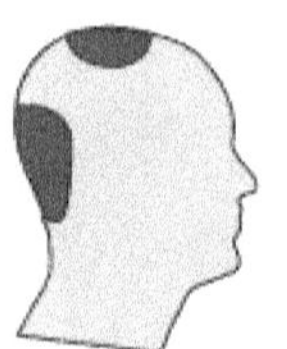 Kaula

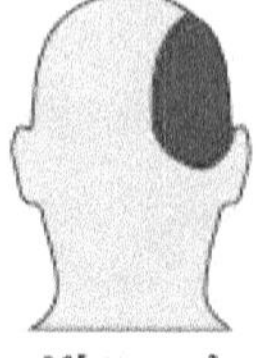 Migreeni

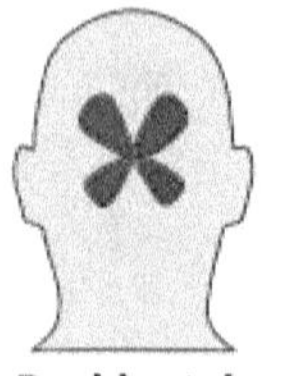 Poskiontelo

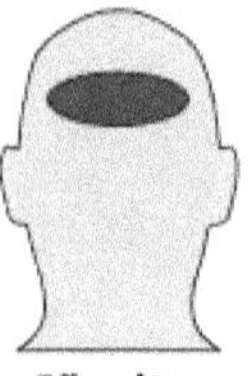 Jännitys

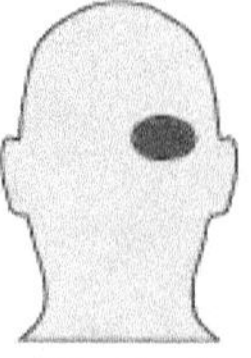 Klusteri

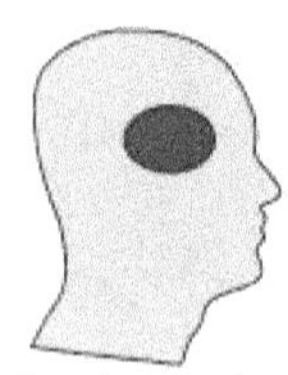 Leukanivelet

Päivämäärä: _______________   **Aika [ ]:** _______________

☐   ☐   ☐   ☐   ☐   ☐

Kivun vakavuus

1	2	3	4	5	6	7	8	9	10

Liipaisimet

☐ Nälkä ☐ Unettomuus

☐ Kirkkaat valot ☐ Sairaus

☐ Kahvi ☐ Väsymys

☐ Stressi työssä ☐ Hajut / Tuoksut

☐ Stressi kotona ☐ Liike

☐ Väliin jääneet ateriat ☐ Silmien rasitus

☐ Ahdistus ☐ _______________

Avustustoimenpiteet

Lääkitys	
Vesi	
Nukkua	
Harjoitus	
Muut	
Muut	

Huomautukset:

Migreeni lokikirja

Migreeni lokikirja

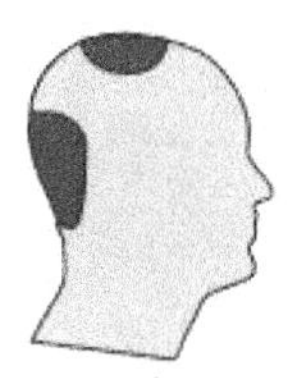 Kaula
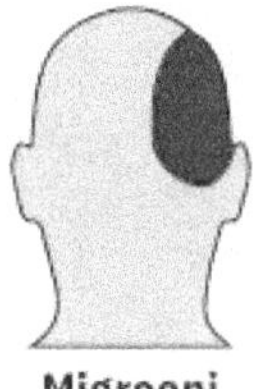 Migreeni
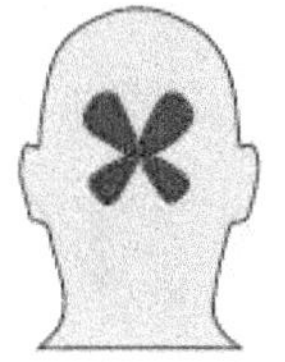 Poskiontelo
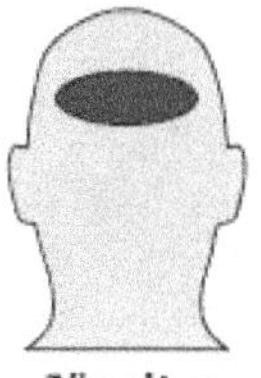 Jännitys
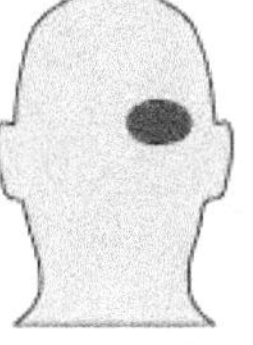 Klusteri
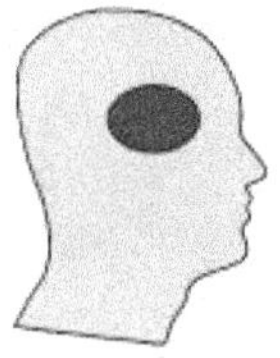 Leukanivelet

Päivämäärä: _______________ **Aika [ ]:** _______________

Kivun vakavuus

1	2	3	4	5	6	7	8	9	10

Liipaisimet

- ☐ Nälkä
- ☐ Kirkkaat valot
- ☐ Kahvi
- ☐ Stressi työssä
- ☐ Stressi kotona
- ☐ Väliin jääneet ateriat
- ☐ Ahdistus
- ☐ Unettomuus
- ☐ Sairaus
- ☐ Väsymys
- ☐ Hajut / Tuoksut
- ☐ Liike
- ☐ Silmien rasitus
- ☐ _______________

Avustustoimenpiteet

Lääkitys	
Vesi	
Nukkua	
Harjoitus	
Muut	
Muut	

Huomautukset:

Migreeni lokikirja

Migreeni lokikirja

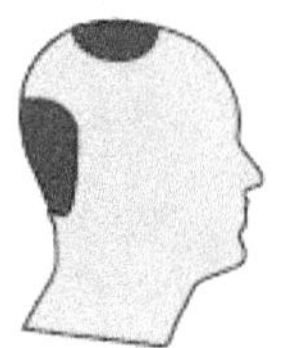 Kaula
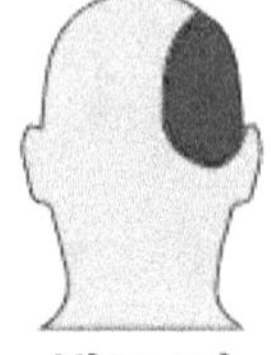 Migreeni
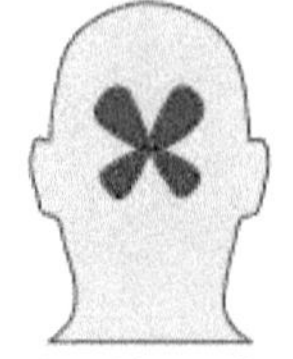 Poskiontelo
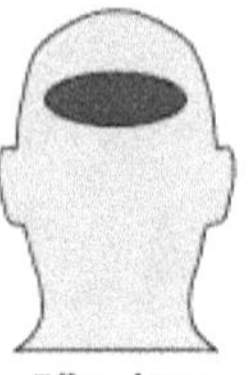 Jännitys
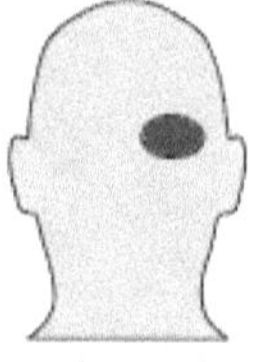 Klusteri
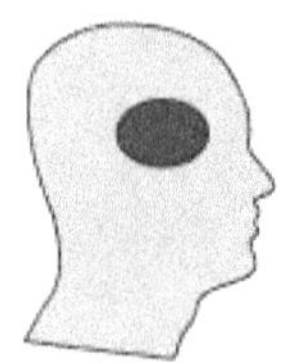 Leukanivelet

Päivämäärä: _______________   **Aika [ ]:** _______________

☐ ☐ ☐ ☐ ☐ ☐

Kivun vakavuus

1	2	3	4	5	6	7	8	9	10

Liipaisimet

☐ Nälkä	☐ Unettomuus
☐ Kirkkaat valot	☐ Sairaus
☐ Kahvi	☐ Väsymys
☐ Stressi työssä	☐ Hajut / Tuoksut
☐ Stressi kotona	☐ Liike
☐ Väliin jääneet ateriat	☐ Silmien rasitus
☐ Ahdistus	☐ _______________

Avustustoimenpiteet

Lääkitys	
Vesi	
Nukkua	
Harjoitus	
Muut	
Muut	

Huomautukset:

Migreeni lokikirja

Migreeni lokikirja

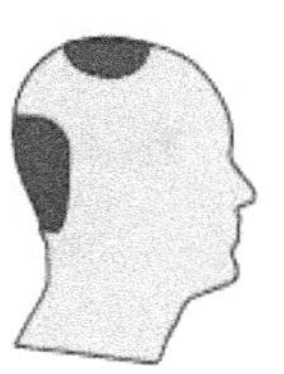 Kaula
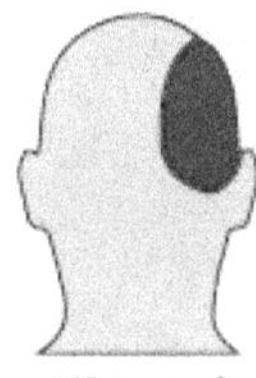 Migreeni
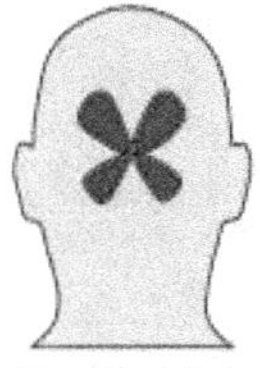 Poskiontelo
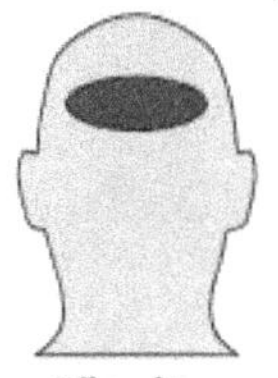 Jännitys
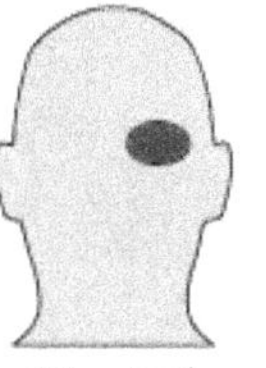 Klusteri
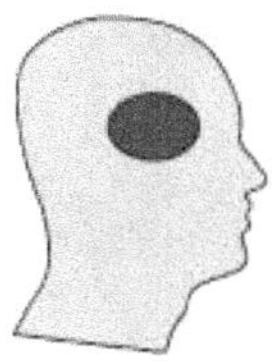 Leukanivelet

Päivämäärä: _______________   Aika [ ]: _______________

☀ ☐   ⛅ ☐   🌦 ☐   🌧 ☐   🌧 ☐   ❄ ☐   🌡 _______________

Kivun vakavuus

1	2	3	4	5	6	7	8	9	10

Liipaisimet

☐ Nälkä   ☐ Unettomuus

☐ Kirkkaat valot   ☐ Sairaus

☐ Kahvi   ☐ Väsymys

☐ Stressi työssä   ☐ Hajut / Tuoksut

☐ Stressi kotona   ☐ Liike

☐ Väliin jääneet ateriat   ☐ Silmien rasitus

☐ Ahdistus   ☐ _______________

Avustustoimenpiteet

Lääkitys	
Vesi	
Nukkua	
Harjoitus	
Muut	
Muut	

Huomautukset: _______________

Migreeni lokikirja

Migreeni lokikirja

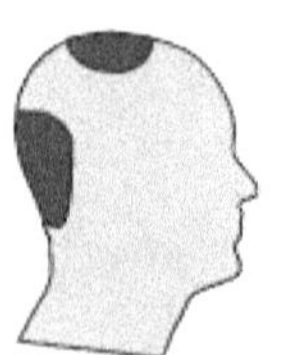 Kaula
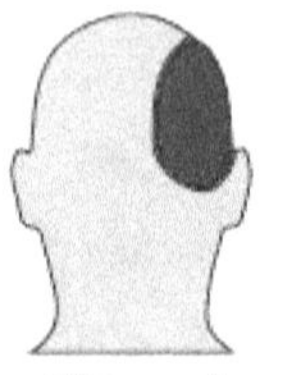 Migreeni
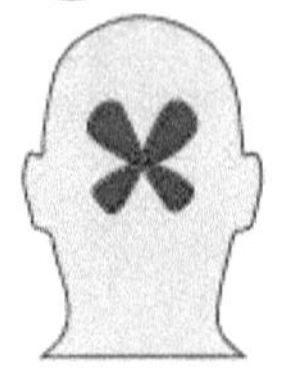 Poskiontelo
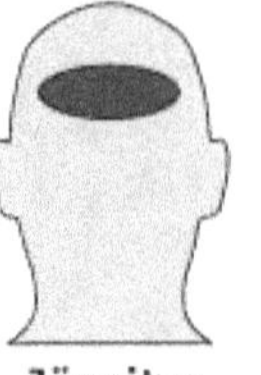 Jännitys
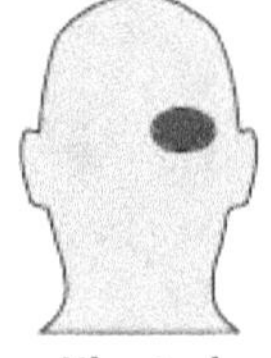 Klusteri
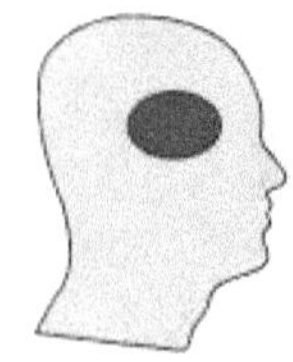 Leukanivelet

Päivämäärä: _______________   **Aika [ ]:** _______________

□   □   □   □   □   □

Kivun vakavuus

1	2	3	4	5	6	7	8	9	10

Liipaisimet

□ Nälkä	□ Unettomuus
□ Kirkkaat valot	□ Sairaus
□ Kahvi	□ Väsymys
□ Stressi työssä	□ Hajut / Tuoksut
□ Stressi kotona	□ Liike
□ Väliin jääneet ateriat	□ Silmien rasitus
□ Ahdistus	□ _______________

Avustustoimenpiteet

Lääkitys	
Vesi	
Nukkua	
Harjoitus	
Muut	
Muut	

Huomautukset:

Migreeni lokikirja

Migreeni lokikirja

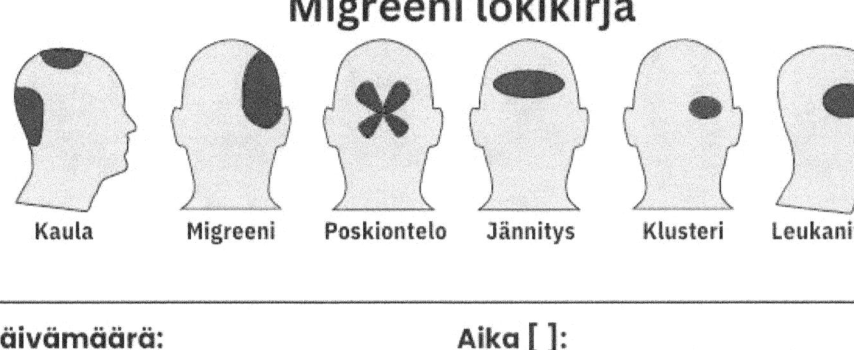

Päivämäärä: _______________   Aika [ ]: _______________

☐ ☐ ☐ ☐ ☐ ☐

Kivun vakavuus

1	2	3	4	5	6	7	8	9	10

Liipaisimet

☐ Nälkä	☐ Unettomuus
☐ Kirkkaat valot	☐ Sairaus
☐ Kahvi	☐ Väsymys
☐ Stressi työssä	☐ Hajut / Tuoksut
☐ Stressi kotona	☐ Liike
☐ Väliin jääneet ateriat	☐ Silmien rasitus
☐ Ahdistus	☐ _______________

Avustustoimenpiteet

Lääkitys	
Vesi	
Nukkua	
Harjoitus	
Muut	
Muut	

Huomautukset: _______________

Migreeni lokikirja

Migreeni lokikirja

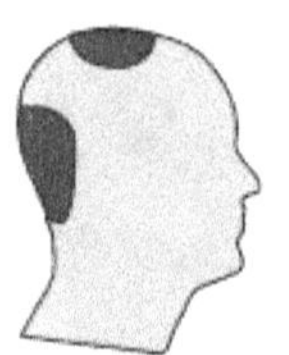 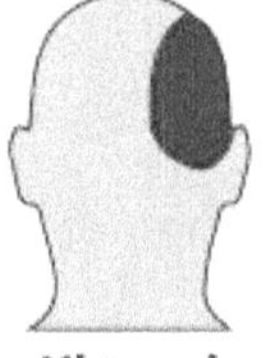 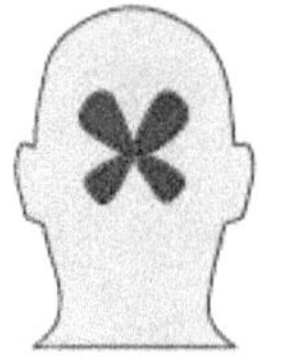 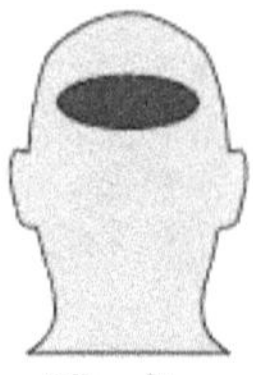 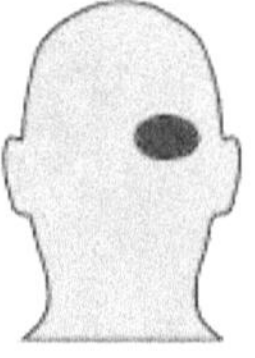 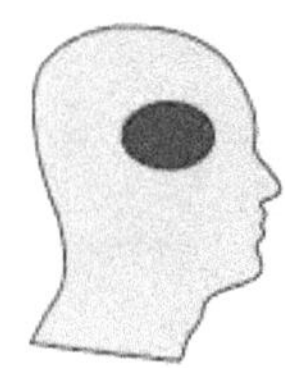

Kaula	Migreeni	Poskiontelo	Jännitys	Klusteri	Leukanivelet

Päivämäärä: _______________   **Aika [ ]:** _______________

☐ ☐ ☐ ☐ ☐ ☐   🌡 _______

Kivun vakavuus

1	2	3	4	5	6	7	8	9	10

Liipaisimet

☐ Nälkä		☐ Unettomuus
☐ Kirkkaat valot		☐ Sairaus
☐ Kahvi		☐ Väsymys
☐ Stressi työssä		☐ Hajut / Tuoksut
☐ Stressi kotona		☐ Liike
☐ Väliin jääneet ateriat		☐ Silmien rasitus
☐ Ahdistus		☐ ___________

Avustustoimenpiteet

Lääkitys	
Vesi	
Nukkua	
Harjoitus	
Muut	
Muut	

Huomautukset:

Migreeni lokikirja

Migreeni lokikirja

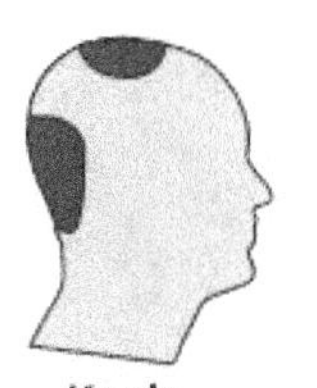 Kaula
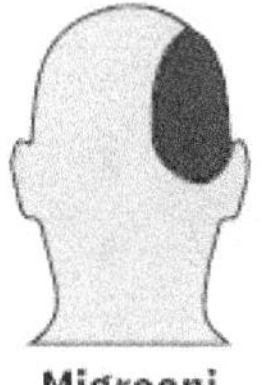 Migreeni
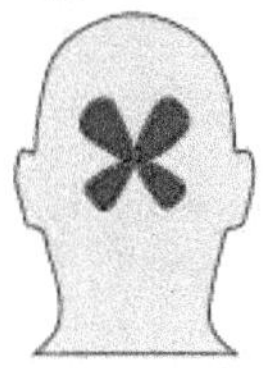 Poskiontelo
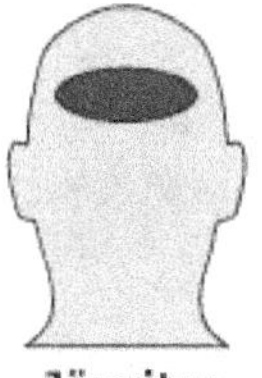 Jännitys
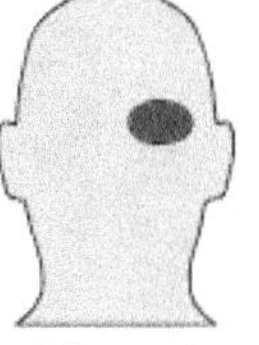 Klusteri
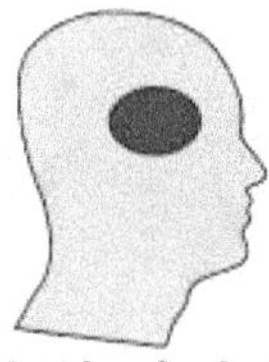 Leukanivelet

Päivämäärä: _______________ **Aika [ ]:** _______________

Kivun vakavuus

1	2	3	4	5	6	7	8	9	10

Liipaisimet

☐ Nälkä ☐ Unettomuus

☐ Kirkkaat valot ☐ Sairaus

☐ Kahvi ☐ Väsymys

☐ Stressi työssä ☐ Hajut / Tuoksut

☐ Stressi kotona ☐ Liike

☐ Väliin jääneet ateriat ☐ Silmien rasitus

☐ Ahdistus ☐ _______________

Avustustoimenpiteet

Lääkitys	
Vesi	
Nukkua	
Harjoitus	
Muut	
Muut	

Huomautukset: _______________

Migreeni lokikirja

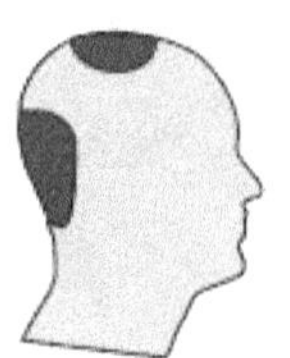
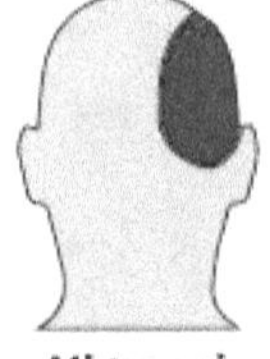
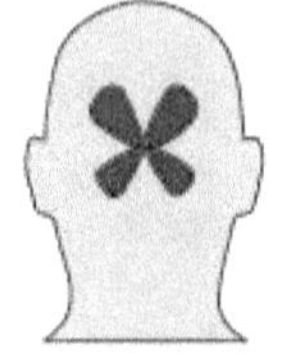
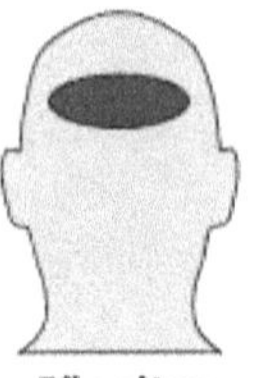
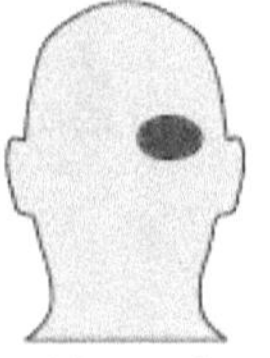
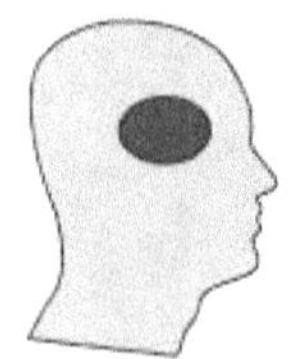

| Kaula | Migreeni | Poskiontelo | Jännitys | Klusteri | Leukanivelet |

Päivämäärä: _____________   **Aika [ ]:** _____________

☐ ☐ ☐ ☐ ☐ ☐

Kivun vakavuus

1	2	3	4	5	6	7	8	9	10

Liipaisimet

☐ Nälkä	☐ Unettomuus
☐ Kirkkaat valot	☐ Sairaus
☐ Kahvi	☐ Väsymys
☐ Stressi työssä	☐ Hajut / Tuoksut
☐ Stressi kotona	☐ Liike
☐ Väliin jääneet ateriat	☐ Silmien rasitus
☐ Ahdistus	☐ _____________

Avustustoimenpiteet

Lääkitys	
Vesi	
Nukkua	
Harjoitus	
Muut	
Muut	

Huomautukset:

Migreeni lokikirja

Migreeni lokikirja

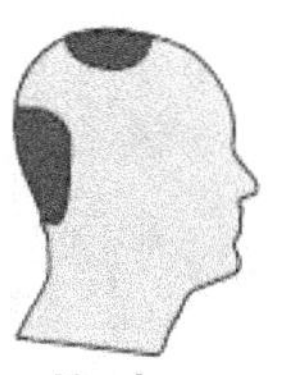 Kaula

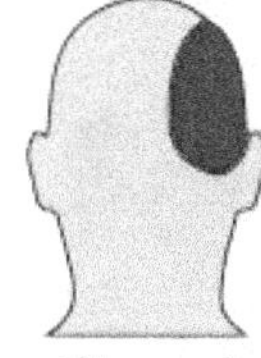 Migreeni

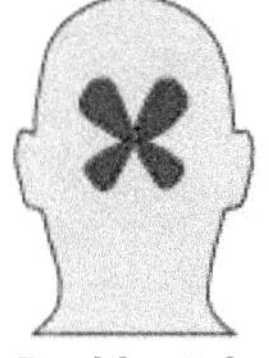 Poskiontelo

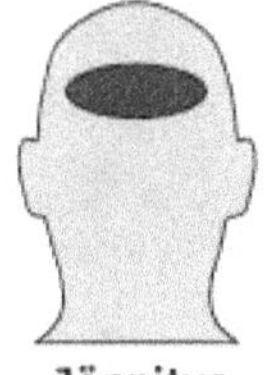 Jännitys

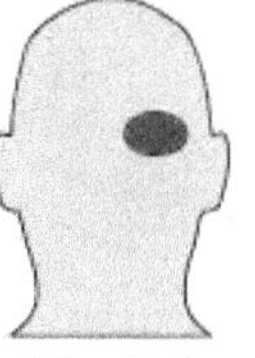 Klusteri

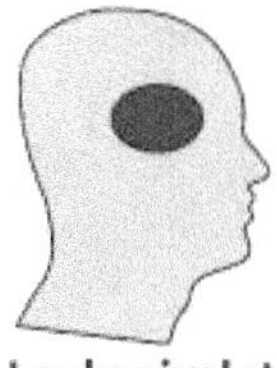 Leukanivelet

Päivämäärä: _______________ **Aika [ ]:** _______________

☐ ☐ ☐ ☐ ☐ ☐

Kivun vakavuus

1	2	3	4	5	6	7	8	9	10

Liipaisimet

☐ Nälkä ☐ Unettomuus

☐ Kirkkaat valot ☐ Sairaus

☐ Kahvi ☐ Väsymys

☐ Stressi työssä ☐ Hajut / Tuoksut

☐ Stressi kotona ☐ Liike

☐ Väliin jääneet ateriat ☐ Silmien rasitus

☐ Ahdistus ☐ _______________

Avustustoimenpiteet

Lääkitys	
Vesi	
Nukkua	
Harjoitus	
Muut	
Muut	

Huomautukset:

Migreeni lokikirja

Migreeni lokikirja

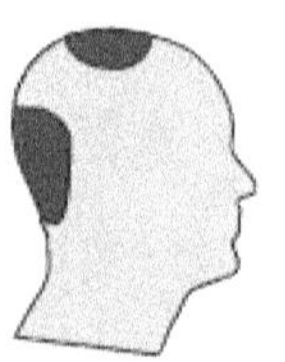 Kaula
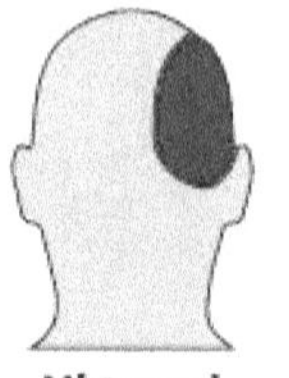 Migreeni
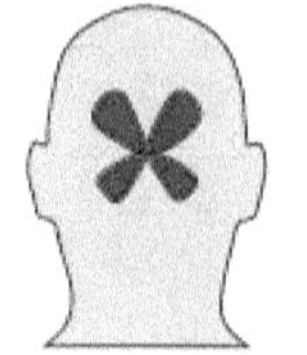 Poskiontelo
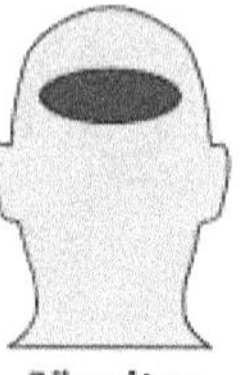 Jännitys
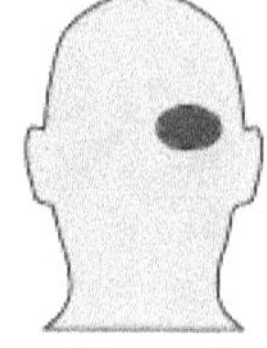 Klusteri
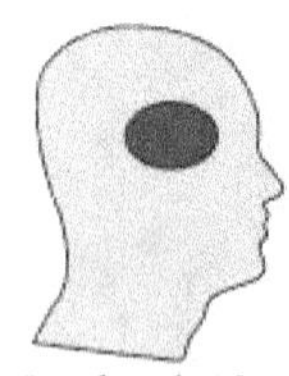 Leukanivelet

Päivämäärä: ___________________ **Aika [ ]:** ___________________

Kivun vakavuus

1	2	3	4	5	6	7	8	9	10

Liipaisimet

- ☐ Nälkä
- ☐ Kirkkaat valot
- ☐ Kahvi
- ☐ Stressi työssä
- ☐ Stressi kotona
- ☐ Väliin jääneet ateriat
- ☐ Ahdistus
- ☐ Unettomuus
- ☐ Sairaus
- ☐ Väsymys
- ☐ Hajut / Tuoksut
- ☐ Liike
- ☐ Silmien rasitus
- ☐ ___________________

Avustustoimenpiteet

Lääkitys	
Vesi	
Nukkua	
Harjoitus	
Muut	
Muut	

Huomautukset:

Migreeni lokikirja

Migreeni lokikirja

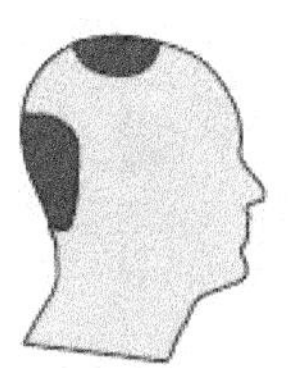
Kaula

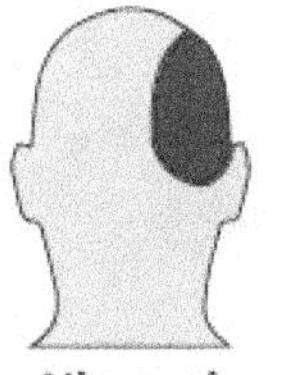
Migreeni

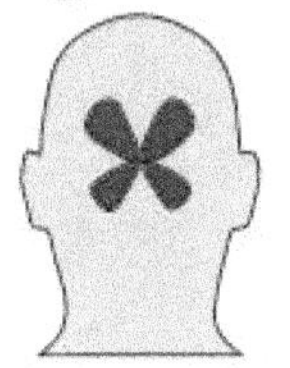
Poskiontelo

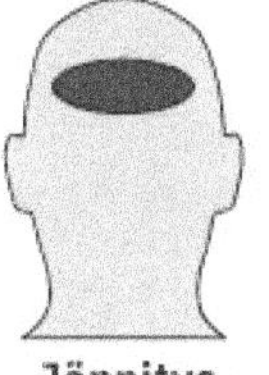
Jännitys

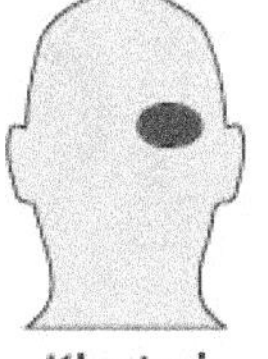
Klusteri

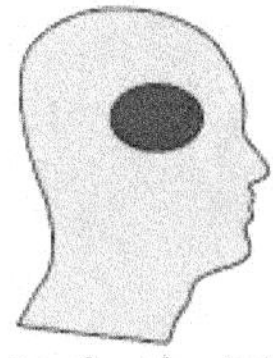
Leukanivelet

Päivämäärä: ___________________   Aika [ ]: ___________________

☐ ☐ ☐ ☐ ☐ ☐

Kivun vakavuus

1	2	3	4	5	6	7	8	9	10

Liipaisimet

☐ Nälkä	☐ Unettomuus
☐ Kirkkaat valot	☐ Sairaus
☐ Kahvi	☐ Väsymys
☐ Stressi työssä	☐ Hajut / Tuoksut
☐ Stressi kotona	☐ Liike
☐ Väliin jääneet ateriat	☐ Silmien rasitus
☐ Ahdistus	☐ ___________________

Avustustoimenpiteet

Lääkitys	
Vesi	
Nukkua	
Harjoitus	
Muut	
Muut	

Huomautukset:

Migreeni lokikirja

Migreeni lokikirja

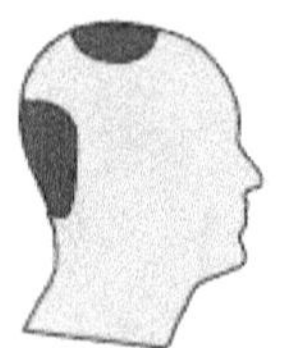 Kaula

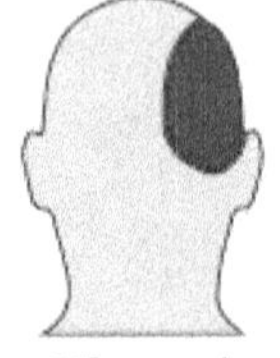 Migreeni

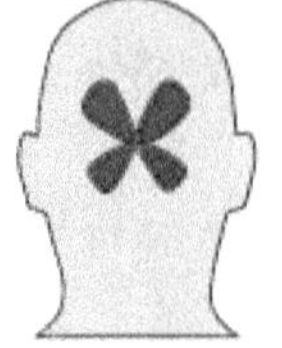 Poskiontelo

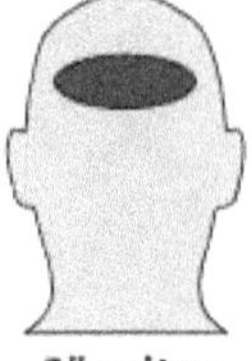 Jännitys

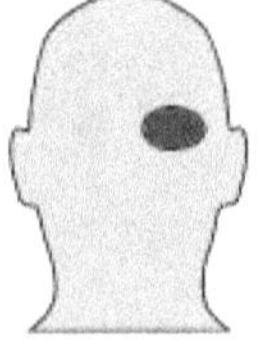 Klusteri

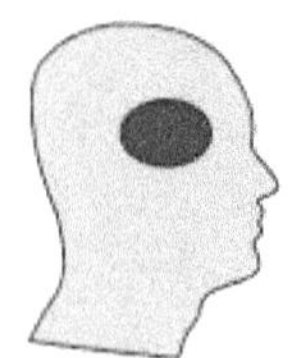 Leukanivelet

---

Päivämäärä: _______________ **Aika [ ]:** _______________

☀ ☐   ⛅ ☐   🌤 ☐   🌦 ☐   🌧 ☐   🌨 ☐   🌡 _______

Kivun vakavuus

1	2	3	4	5	6	7	8	9	10

Liipaisimet

☐ Nälkä	☐ Unettomuus
☐ Kirkkaat valot	☐ Sairaus
☐ Kahvi	☐ Väsymys
☐ Stressi työssä	☐ Hajut / Tuoksut
☐ Stressi kotona	☐ Liike
☐ Väliin jääneet ateriat	☐ Silmien rasitus
☐ Ahdistus	☐ _____________

Avustustoimenpiteet

Lääkitys	
Vesi	
Nukkua	
Harjoitus	
Muut	
Muut	

Huomautukset:

Migreeni lokikirja

Migreeni lokikirja

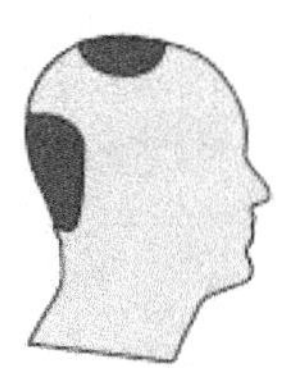 **Kaula**
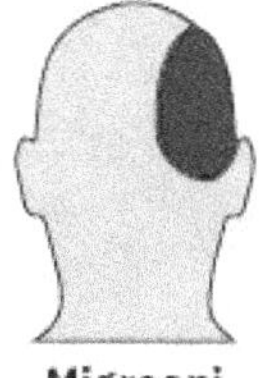 **Migreeni**
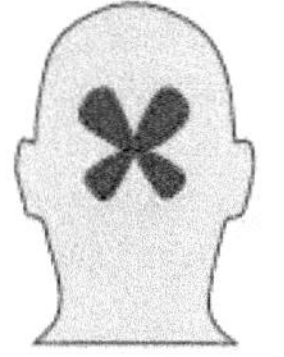 **Poskiontelo**
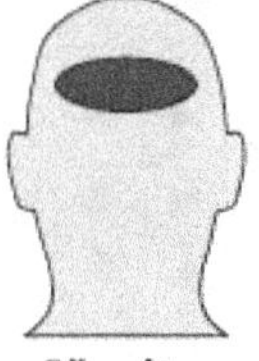 **Jännitys**
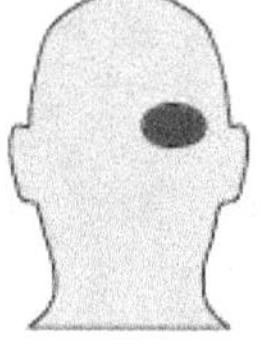 **Klusteri**
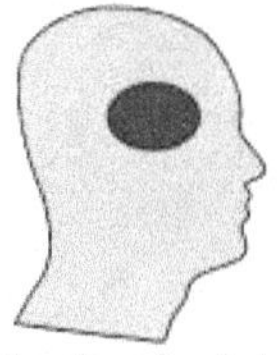 **Leukanivelet**

Päivämäärä: ______________   **Aika [ ]:** ________________

Kivun vakavuus

1	2	3	4	5	6	7	8	9	10

Liipaisimet

- ☐ Nälkä
- ☐ Kirkkaat valot
- ☐ Kahvi
- ☐ Stressi työssä
- ☐ Stressi kotona
- ☐ Väliin jääneet ateriat
- ☐ Ahdistus

- ☐ Unettomuus
- ☐ Sairaus
- ☐ Väsymys
- ☐ Hajut / Tuoksut
- ☐ Liike
- ☐ Silmien rasitus
- ☐ ________________

Avustustoimenpiteet

Lääkitys	
Vesi	
Nukkua	
Harjoitus	
Muut	
Muut	

Huomautukset: ____

Migreeni lokikirja

Migreeni lokikirja

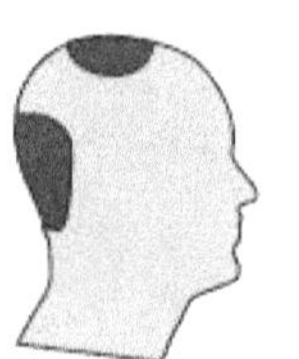
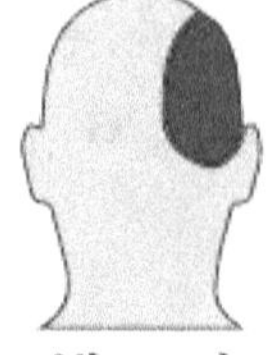
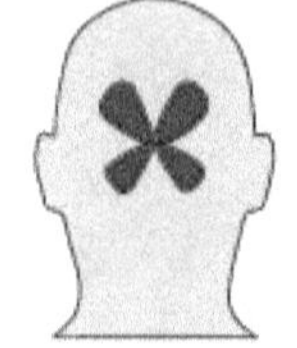
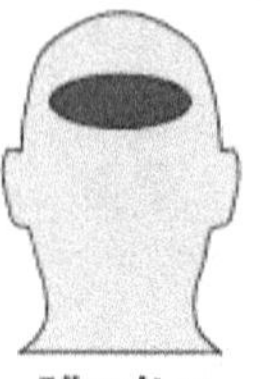
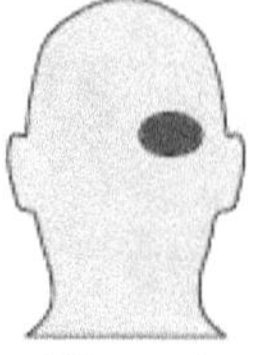
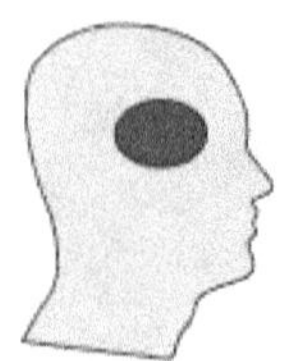

Päivämäärä: _______________   **Aika [ ]:** _______________

☐ ☐ ☐ ☐ ☐ ☐

Kivun vakavuus

1	2	3	4	5	6	7	8	9	10

Liipaisimet

☐ Nälkä   ☐ Unettomuus

☐ Kirkkaat valot   ☐ Sairaus

☐ Kahvi   ☐ Väsymys

☐ Stressi työssä   ☐ Hajut / Tuoksut

☐ Stressi kotona   ☐ Liike

☐ Väliin jääneet ateriat   ☐ Silmien rasitus

☐ Ahdistus   ☐ _______________

Avustustoimenpiteet

Lääkitys	
Vesi	
Nukkua	
Harjoitus	
Muut	
Muut	

Huomautukset:

Migreeni lokikirja

Migreeni lokikirja

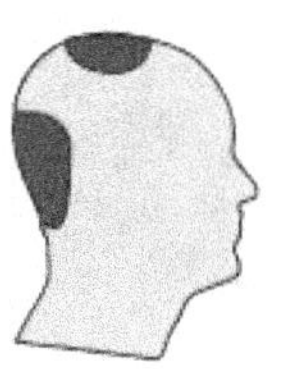 Kaula
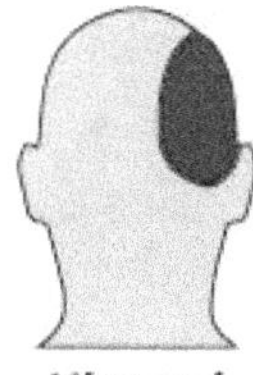 Migreeni
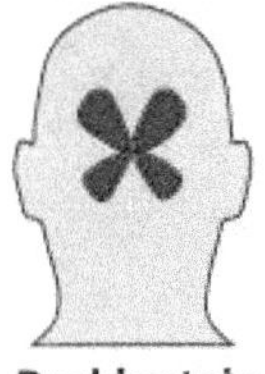 Poskiontelo
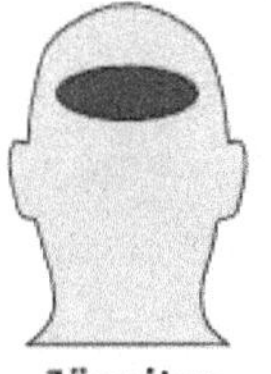 Jännitys
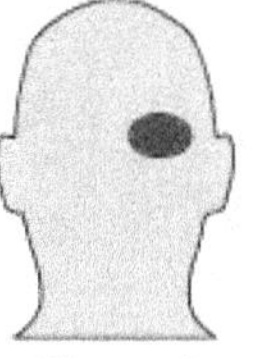 Klusteri
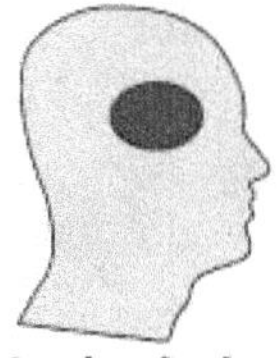 Leukanivelet

Päivämäärä: _____________   Aika [ ]: _____________

| ☐ | ☐ | ☐ | ☐ | ☐ | ☐ | 🌡 _____ |

Kivun vakavuus

| 1 | 2 | 3 | 4 | 5 | 6 | 7 | 8 | 9 | 10 |

Liipaisimet

☐ Nälkä   ☐ Unettomuus

☐ Kirkkaat valot   ☐ Sairaus

☐ Kahvi   ☐ Väsymys

☐ Stressi työssä   ☐ Hajut / Tuoksut

☐ Stressi kotona   ☐ Liike

☐ Väliin jääneet ateriat   ☐ Silmien rasitus

☐ Ahdistus   ☐ _____________

Avustustoimenpiteet

Lääkitys	
Vesi	
Nukkua	
Harjoitus	
Muut	
Muut	

Huomautukset:

Migreeni lokikirja

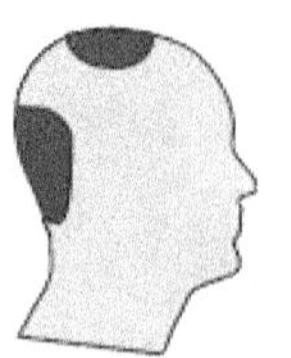 Kaula
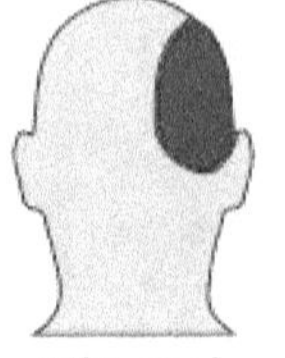 Migreeni
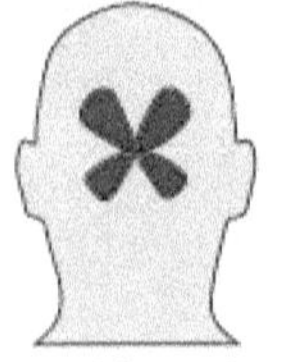 Poskiontelo
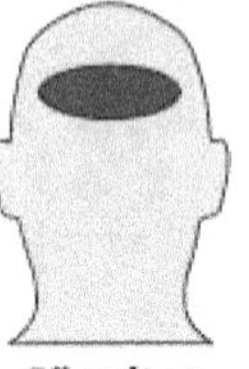 Jännitys
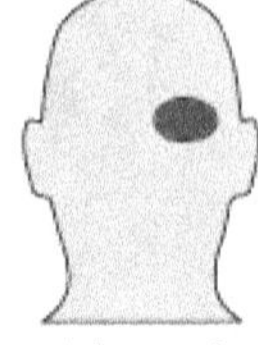 Klusteri
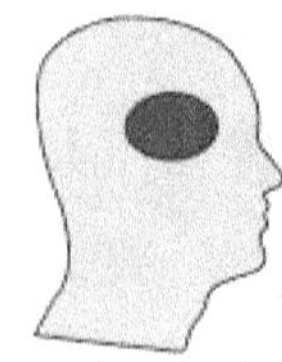 Leukanivelet

Päivämäärä: _______________   Aika [ ]: _______________

☐ ☐ ☐ ☐ ☐ ☐ 🌡 _______________

Kivun vakavuus

1	2	3	4	5	6	7	8	9	10

Liipaisimet

☐ Nälkä   ☐ Unettomuus

☐ Kirkkaat valot   ☐ Sairaus

☐ Kahvi   ☐ Väsymys

☐ Stressi työssä   ☐ Hajut / Tuoksut

☐ Stressi kotona   ☐ Liike

☐ Väliin jääneet ateriat   ☐ Silmien rasitus

☐ Ahdistus   ☐ _______________

Avustustoimenpiteet

Lääkitys	
Vesi	
Nukkua	
Harjoitus	
Muut	
Muut	

Huomautukset:

Migreeni lokikirja

Migreeni lokikirja

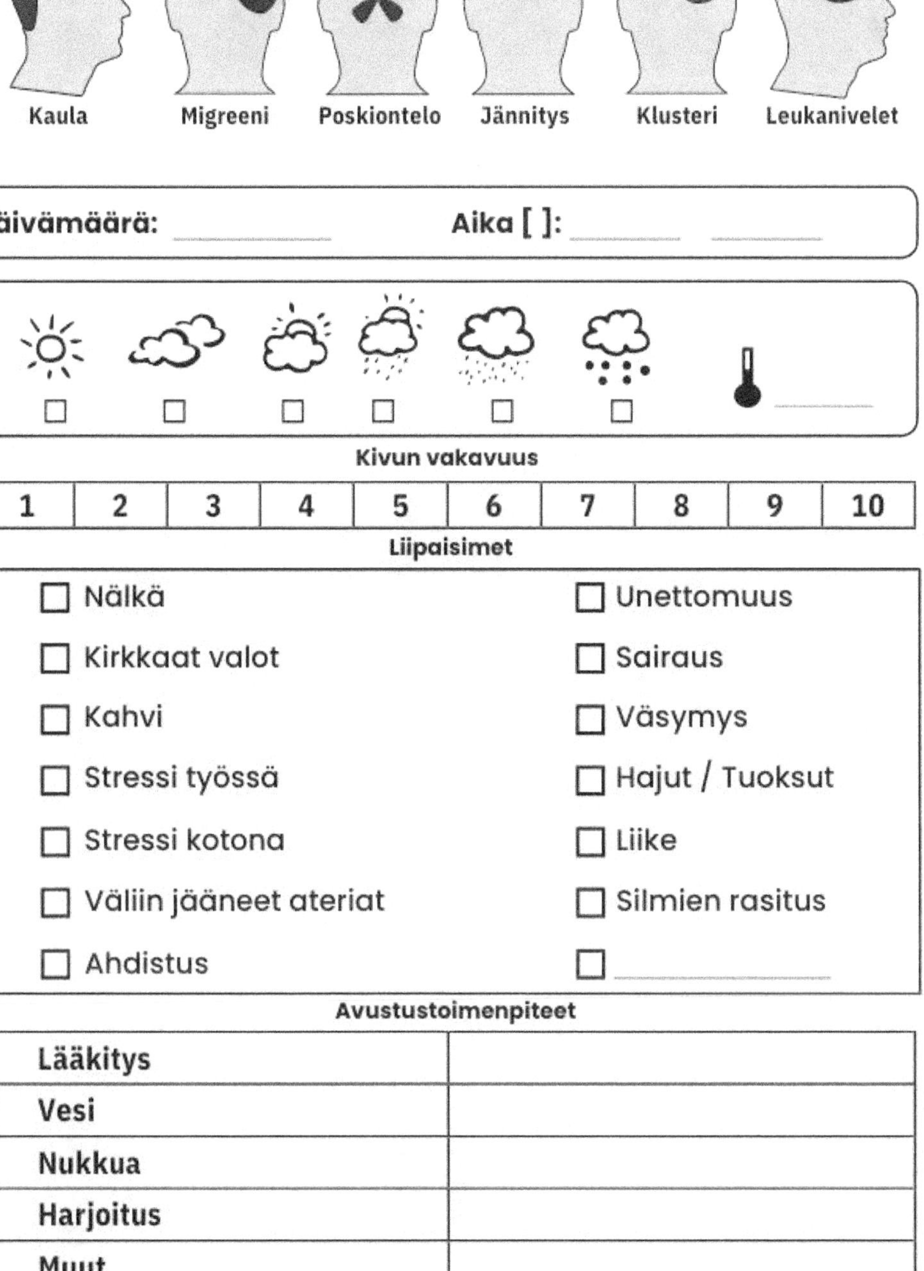

Päivämäärä: __________   Aika [ ]: __________

Kivun vakavuus

1	2	3	4	5	6	7	8	9	10

Liipaisimet

☐ Nälkä   ☐ Unettomuus

☐ Kirkkaat valot   ☐ Sairaus

☐ Kahvi   ☐ Väsymys

☐ Stressi työssä   ☐ Hajut / Tuoksut

☐ Stressi kotona   ☐ Liike

☐ Väliin jääneet ateriat   ☐ Silmien rasitus

☐ Ahdistus   ☐ __________

Avustustoimenpiteet

Lääkitys	
Vesi	
Nukkua	
Harjoitus	
Muut	
Muut	

Huomautukset: __________

Migreeni lokikirja

Migreeni lokikirja

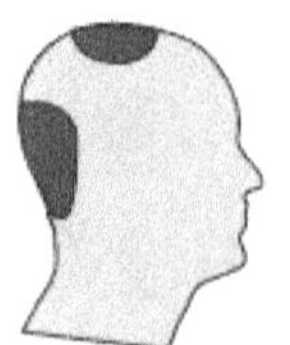 Kaula
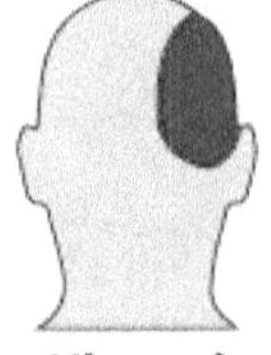 Migreeni
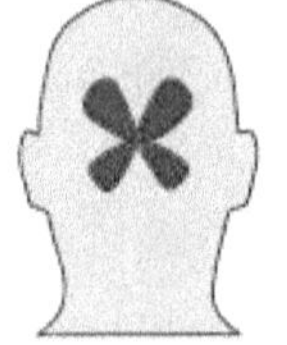 Poskiontelo
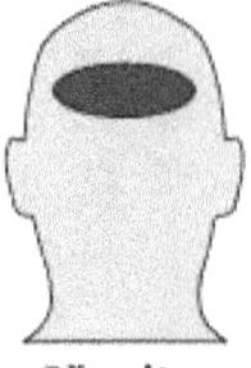 Jännitys
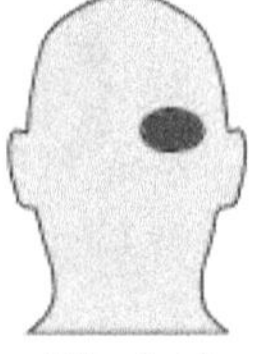 Klusteri
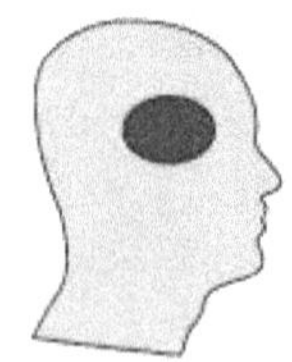 Leukanivelet

Päivämäärä: _______________   **Aika [ ]:** _______________

☐   ☐   ☐   ☐   ☐   ☐

Kivun vakavuus

1	2	3	4	5	6	7	8	9	10

Liipaisimet

☐ Nälkä	☐ Unettomuus
☐ Kirkkaat valot	☐ Sairaus
☐ Kahvi	☐ Väsymys
☐ Stressi työssä	☐ Hajut / Tuoksut
☐ Stressi kotona	☐ Liike
☐ Väliin jääneet ateriat	☐ Silmien rasitus
☐ Ahdistus	☐ _______________

Avustustoimenpiteet

Lääkitys	
Vesi	
Nukkua	
Harjoitus	
Muut	
Muut	

Huomautukset:

Migreeni lokikirja

Migreeni lokikirja

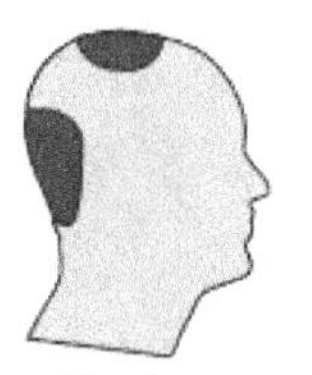

Kaula

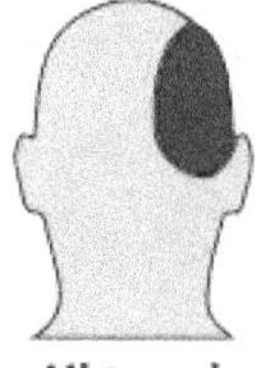

Migreeni

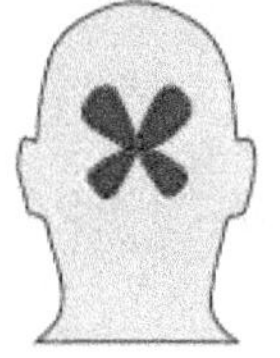

Poskiontelo

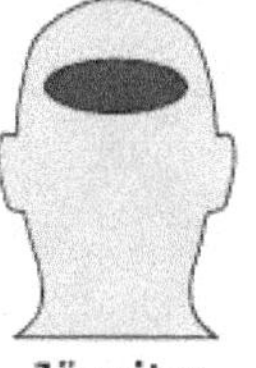

Jännitys

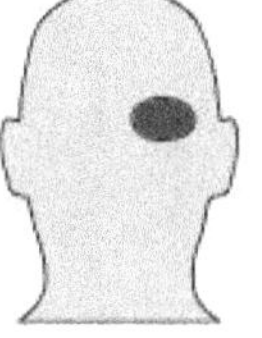

Klusteri

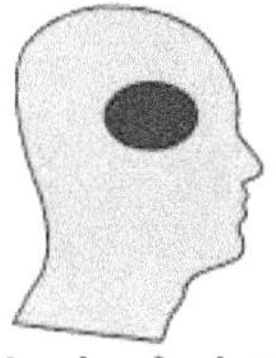

Leukanivelet

Päivämäärä: _______________   **Aika [ ]:** _______________

| ☐ | ☐ | ☐ | ☐ | ☐ | ☐ | |

Kivun vakavuus

1	2	3	4	5	6	7	8	9	10

Liipaisimet

☐ Nälkä	☐ Unettomuus
☐ Kirkkaat valot	☐ Sairaus
☐ Kahvi	☐ Väsymys
☐ Stressi työssä	☐ Hajut / Tuoksut
☐ Stressi kotona	☐ Liike
☐ Väliin jääneet ateriat	☐ Silmien rasitus
☐ Ahdistus	☐ _______________

Avustustoimenpiteet

Lääkitys	
Vesi	
Nukkua	
Harjoitus	
Muut	
Muut	

Huomautukset: _______________

Migreeni lokikirja

Migreeni lokikirja

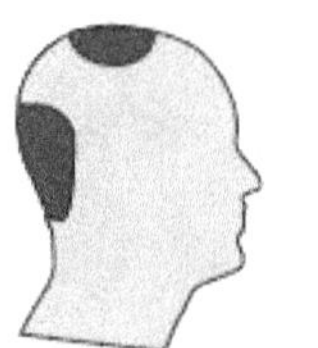 Kaula
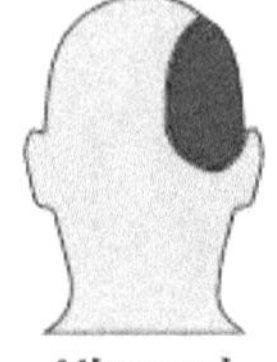 Migreeni
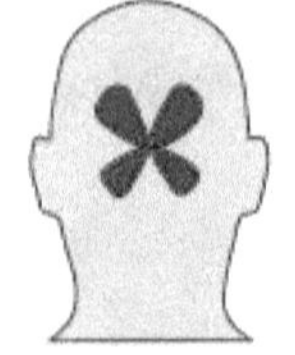 Poskiontelo
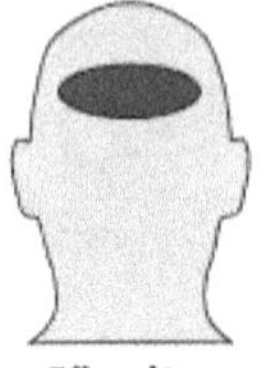 Jännitys
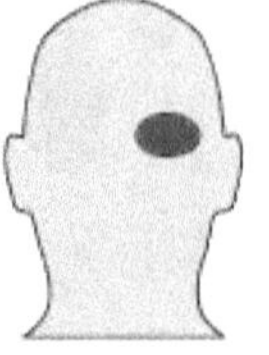 Klusteri
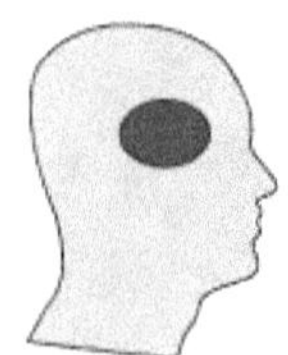 Leukanivelet

Päivämäärä: _______________ **Aika [ ]:** _______________

☐ ☐ ☐ ☐ ☐ ☐

Kivun vakavuus

1	2	3	4	5	6	7	8	9	10

Liipaisimet

☐ Nälkä ☐ Unettomuus

☐ Kirkkaat valot ☐ Sairaus

☐ Kahvi ☐ Väsymys

☐ Stressi työssä ☐ Hajut / Tuoksut

☐ Stressi kotona ☐ Liike

☐ Väliin jääneet ateriat ☐ Silmien rasitus

☐ Ahdistus ☐ _______________

Avustustoimenpiteet

Lääkitys	
Vesi	
Nukkua	
Harjoitus	
Muut	
Muut	

Huomautukset:

Migreeni lokikirja

Migreeni lokikirja

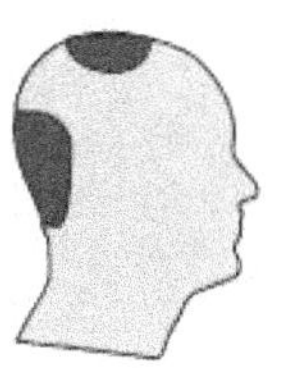
Kaula

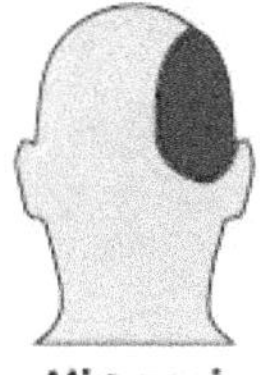
Migreeni

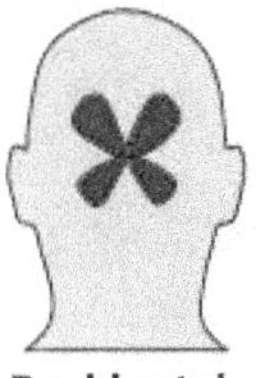
Poskiontelo

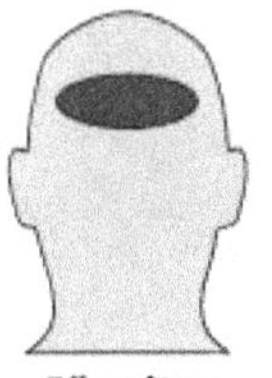
Jännitys

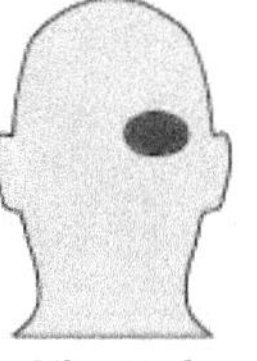
Klusteri

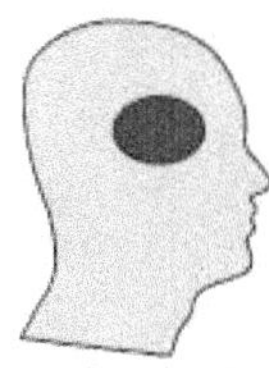
Leukanivelet

Päivämäärä: _______________ Aika [ ]: _______________

☐ ☀ ☐ ⛅ ☐ 🌤 ☐ ☁ ☐ 🌦 ☐ 🌨 🌡

Kivun vakavuus

1	2	3	4	5	6	7	8	9	10

Liipaisimet

☐ Nälkä   ☐ Unettomuus

☐ Kirkkaat valot   ☐ Sairaus

☐ Kahvi   ☐ Väsymys

☐ Stressi työssä   ☐ Hajut / Tuoksut

☐ Stressi kotona   ☐ Liike

☐ Väliin jääneet ateriat   ☐ Silmien rasitus

☐ Ahdistus   ☐ _______________

Avustustoimenpiteet

Lääkitys	
Vesi	
Nukkua	
Harjoitus	
Muut	
Muut	

Huomautukset:

Migreeni lokikirja

Migreeni lokikirja

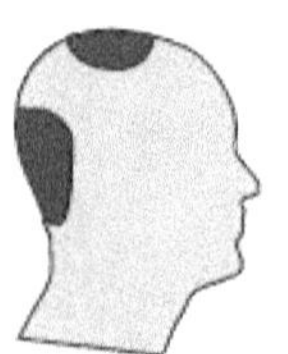 Kaula
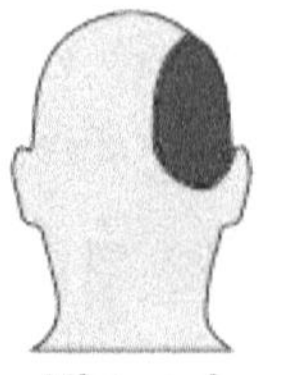 Migreeni
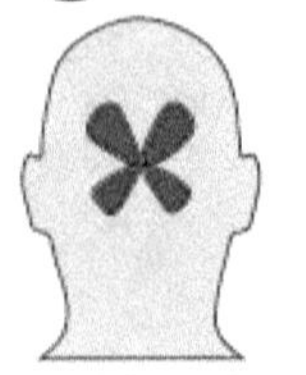 Poskiontelo
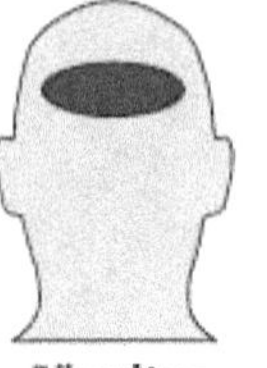 Jännitys
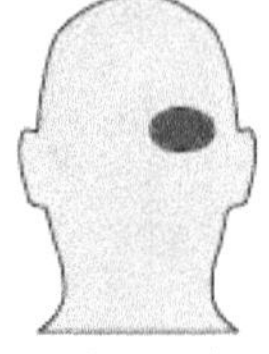 Klusteri
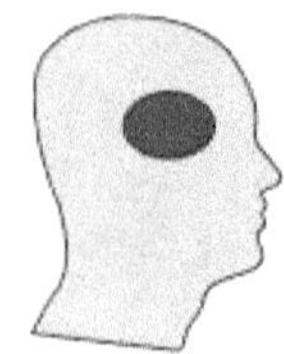 Leukanivelet

Päivämäärä: _____________ **Aika [ ]:** _____________

☐ ☐ ☐ ☐ ☐ ☐

Kivun vakavuus

1	2	3	4	5	6	7	8	9	10

Liipaisimet

☐ Nälkä	☐ Unettomuus
☐ Kirkkaat valot	☐ Sairaus
☐ Kahvi	☐ Väsymys
☐ Stressi työssä	☐ Hajut / Tuoksut
☐ Stressi kotona	☐ Liike
☐ Väliin jääneet ateriat	☐ Silmien rasitus
☐ Ahdistus	☐ _____________

Avustustoimenpiteet

Lääkitys	
Vesi	
Nukkua	
Harjoitus	
Muut	
Muut	

Huomautukset:

Migreeni lokikirja

Migreeni lokikirja

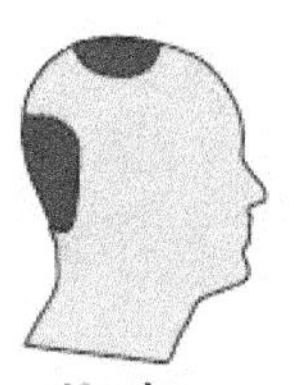

Kaula

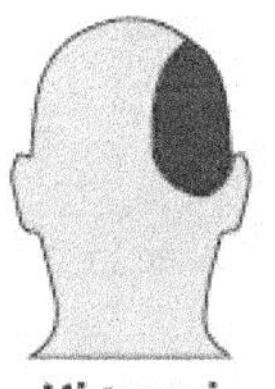

Migreeni

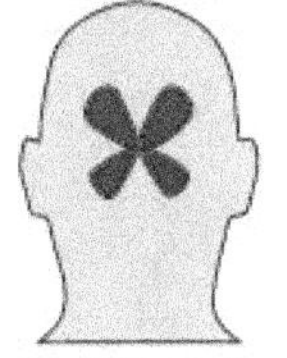

Poskiontelo

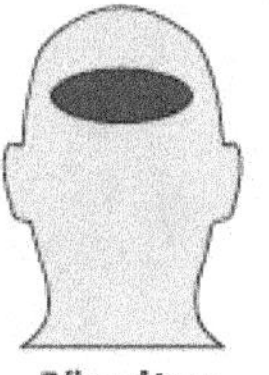

Jännitys

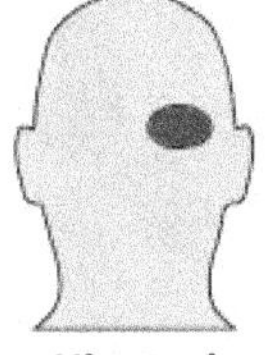

Klusteri

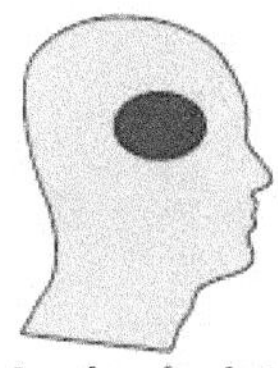

Leukanivelet

äivämäärä: _______________   **Aika [ ]:** _______________

☐ ☐ ☐ ☐ ☐ ☐

Kivun vakavuus

1	2	3	4	5	6	7	8	9	10

Liipaisimet

☐ Nälkä	☐ Unettomuus
☐ Kirkkaat valot	☐ Sairaus
☐ Kahvi	☐ Väsymys
☐ Stressi työssä	☐ Hajut / Tuoksut
☐ Stressi kotona	☐ Liike
☐ Väliin jääneet ateriat	☐ Silmien rasitus
☐ Ahdistus	☐ _______________

Avustustoimenpiteet

Lääkitys	
Vesi	
Nukkua	
Harjoitus	
Muut	
Muut	

uomautukset:

Migreeni lokikirja

Migreeni lokikirja

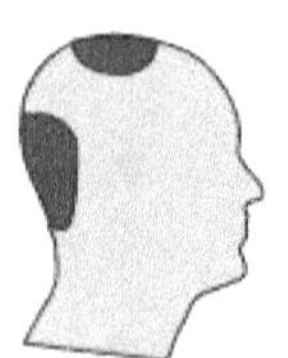 Kaula
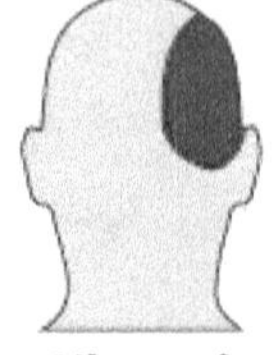 Migreeni
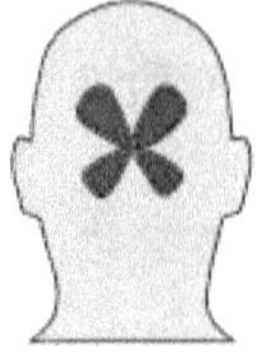 Poskiontelo
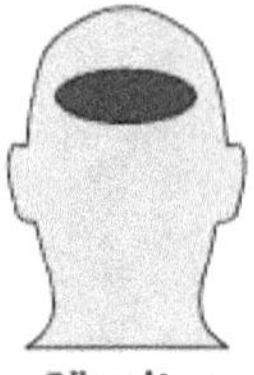 Jännitys
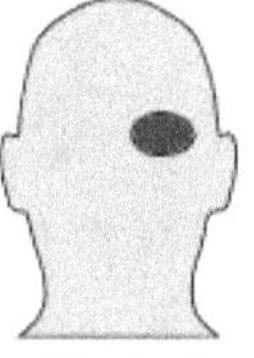 Klusteri
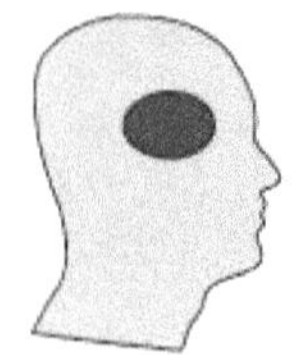 Leukanivelet

Päivämäärä: _______________ **Aika [ ]:** _______________

☐ ☐ ☐ ☐ ☐ ☐

Kivun vakavuus

1	2	3	4	5	6	7	8	9	10

Liipaisimet

☐ Nälkä ☐ Unettomuus

☐ Kirkkaat valot ☐ Sairaus

☐ Kahvi ☐ Väsymys

☐ Stressi työssä ☐ Hajut / Tuoksut

☐ Stressi kotona ☐ Liike

☐ Väliin jääneet ateriat ☐ Silmien rasitus

☐ Ahdistus ☐ _______________

Avustustoimenpiteet

Lääkitys	
Vesi	
Nukkua	
Harjoitus	
Muut	
Muut	

Huomautukset:

Migreeni lokikirja

Migreeni lokikirja

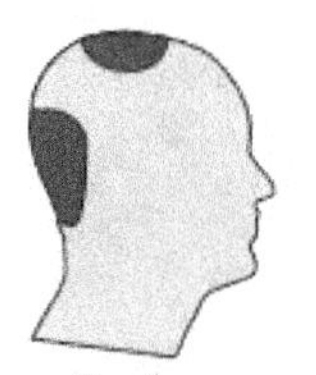
Kaula

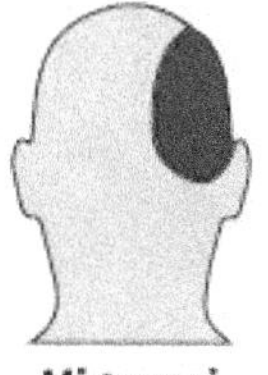
Migreeni

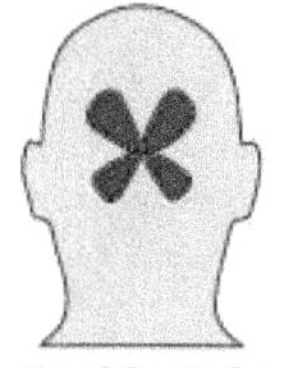
Poskiontelo

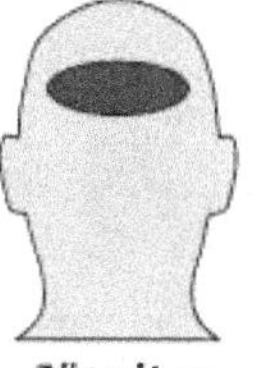
Jännitys

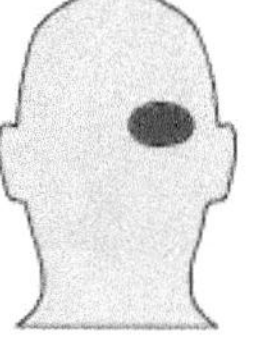
Klusteri

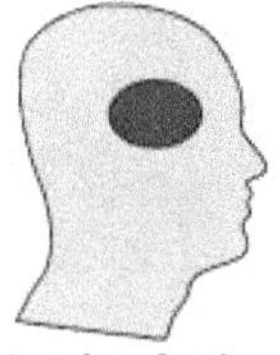
Leukanivelet

Päivämäärä: ________________ **Aika [ ]:** ________________

☐ ☐ ☐ ☐ ☐ ☐

Kivun vakavuus

1	2	3	4	5	6	7	8	9	10

Liipaisimet

☐ Nälkä	☐ Unettomuus
☐ Kirkkaat valot	☐ Sairaus
☐ Kahvi	☐ Väsymys
☐ Stressi työssä	☐ Hajut / Tuoksut
☐ Stressi kotona	☐ Liike
☐ Väliin jääneet ateriat	☐ Silmien rasitus
☐ Ahdistus	☐ ________________

Avustustoimenpiteet

Lääkitys	
Vesi	
Nukkua	
Harjoitus	
Muut	
Muut	

Huomautukset:

Migreeni lokikirja

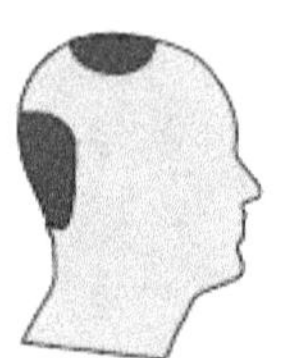 Kaula
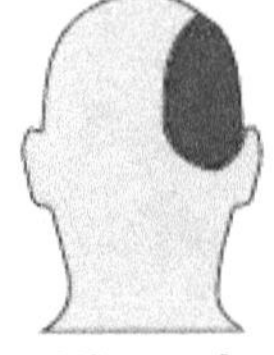 Migreeni
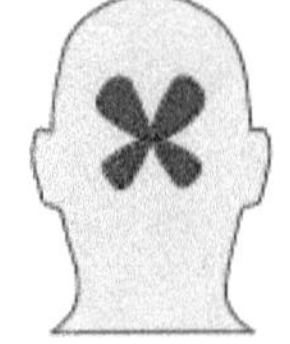 Poskiontelo
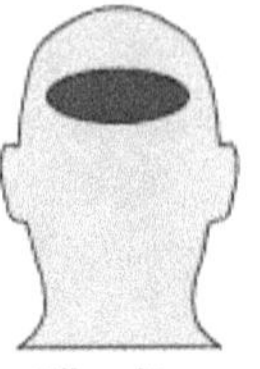 Jännitys
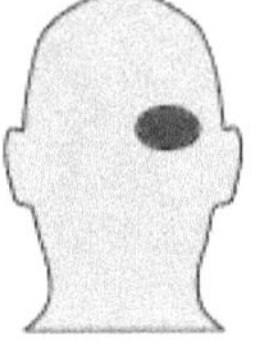 Klusteri
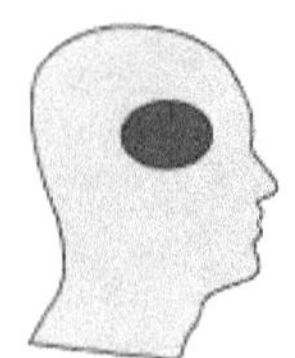 Leukanivelet

Päivämäärä: _______________   **Aika [ ]:** _______________

☐ ☐ ☐ ☐ ☐ ☐

Kivun vakavuus

1	2	3	4	5	6	7	8	9	10

Liipaisimet

☐ Nälkä	☐ Unettomuus
☐ Kirkkaat valot	☐ Sairaus
☐ Kahvi	☐ Väsymys
☐ Stressi työssä	☐ Hajut / Tuoksut
☐ Stressi kotona	☐ Liike
☐ Väliin jääneet ateriat	☐ Silmien rasitus
☐ Ahdistus	☐ _______________

Avustustoimenpiteet

Lääkitys	
Vesi	
Nukkua	
Harjoitus	
Muut	
Muut	

Huomautukset: _______________

Migreeni lokikirja

Migreeni lokikirja

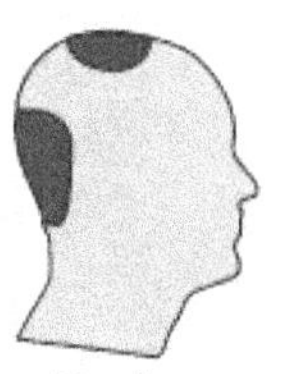 Kaula
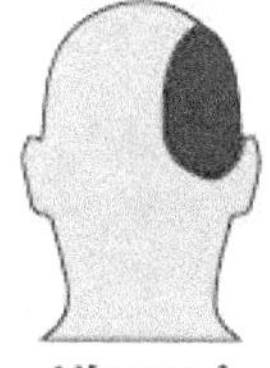 Migreeni
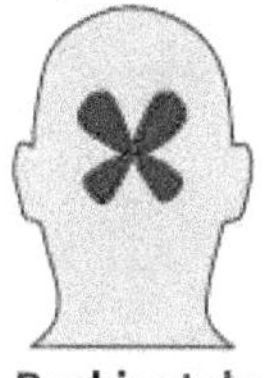 Poskiontelo
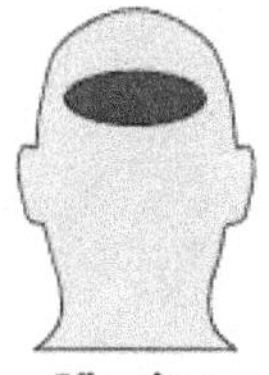 Jännitys
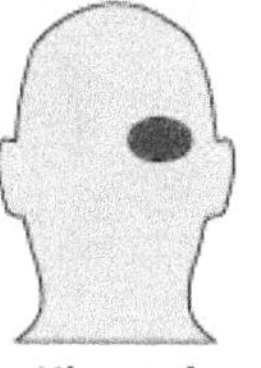 Klusteri
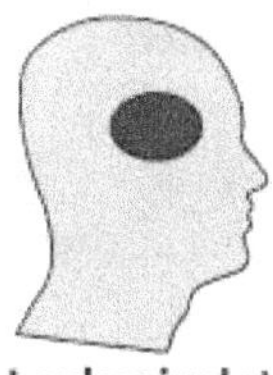 Leukanivelet

äivämäärä: ______________ Aika [ ]: ______________

☐ ☐ ☐ ☐ ☐ ☐

Kivun vakavuus

1	2	3	4	5	6	7	8	9	10

Liipaisimet

☐ Nälkä   ☐ Unettomuus

☐ Kirkkaat valot   ☐ Sairaus

☐ Kahvi   ☐ Väsymys

☐ Stressi työssä   ☐ Hajut / Tuoksut

☐ Stressi kotona   ☐ Liike

☐ Väliin jääneet ateriat   ☐ Silmien rasitus

☐ Ahdistus   ☐ ______________

Avustustoimenpiteet

Lääkitys	
Vesi	
Nukkua	
Harjoitus	
Muut	
Muut	

uomautukset:

Migreeni lokikirja

Migreeni lokikirja

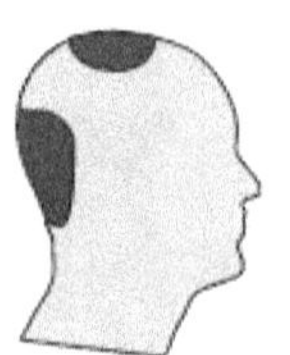
Kaula

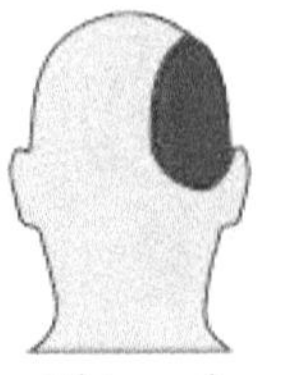
Migreeni

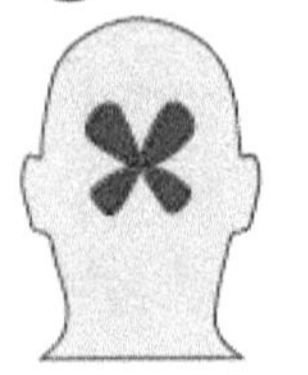
Poskiontelo

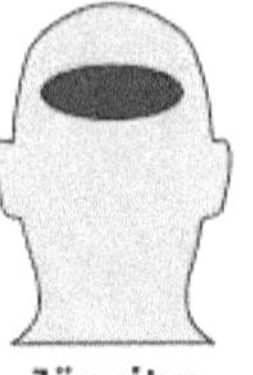
Jännitys

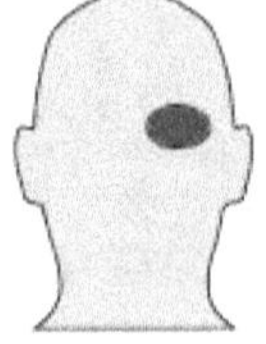
Klusteri

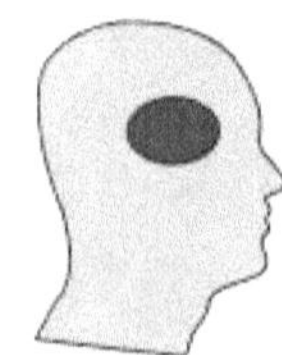
Leukanivelet

Päivämäärä: ___________ Aika [ ]: ___________ ___________

☀ ☐ ⛅ ☐ 🌤 ☐ 🌦 ☐ 🌧 ☐ 🌨 ☐ 🌡 ___________

Kivun vakavuus

1	2	3	4	5	6	7	8	9	10

Liipaisimet

☐ Nälkä	☐ Unettomuus
☐ Kirkkaat valot	☐ Sairaus
☐ Kahvi	☐ Väsymys
☐ Stressi työssä	☐ Hajut / Tuoksut
☐ Stressi kotona	☐ Liike
☐ Väliin jääneet ateriat	☐ Silmien rasitus
☐ Ahdistus	☐ ___________

Avustustoimenpiteet

Lääkitys	
Vesi	
Nukkua	
Harjoitus	
Muut	
Muut	

Huomautukset:

Migreeni lokikirja

Migreeni lokikirja

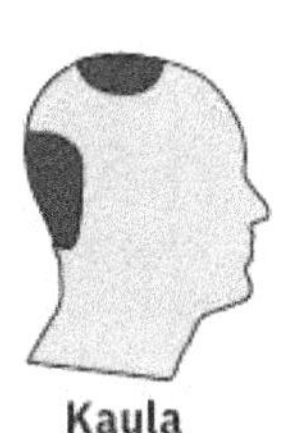
Kaula

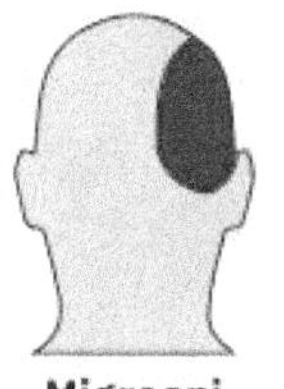
Migreeni

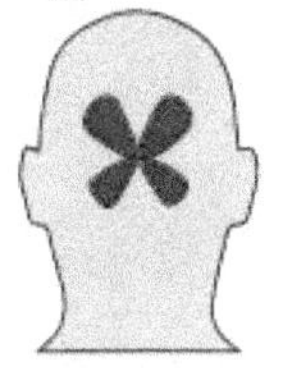
Poskiontelo

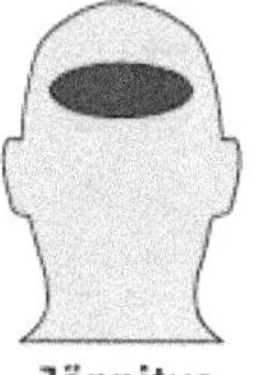
Jännitys

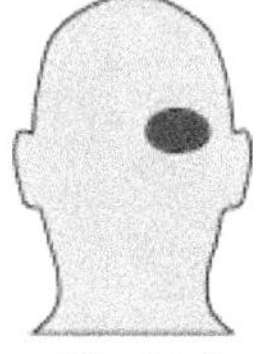
Klusteri

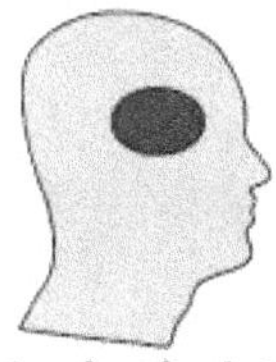
Leukanivelet

Päivämäärä: _________________   Aika [ ]: _________________

☐ ☐ ☐ ☐ ☐ ☐ 🌡 _________

Kivun vakavuus

1	2	3	4	5	6	7	8	9	10

Liipaisimet

☐ Nälkä	☐ Unettomuus
☐ Kirkkaat valot	☐ Sairaus
☐ Kahvi	☐ Väsymys
☐ Stressi työssä	☐ Hajut / Tuoksut
☐ Stressi kotona	☐ Liike
☐ Väliin jääneet ateriat	☐ Silmien rasitus
☐ Ahdistus	☐ _____________

Avustustoimenpiteet

Lääkitys	
Vesi	
Nukkua	
Harjoitus	
Muut	
Muut	

Huomautukset:

Migreeni lokikirja

Migreeni lokikirja

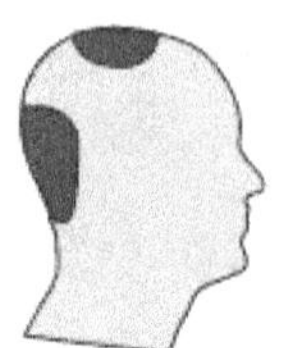
Kaula

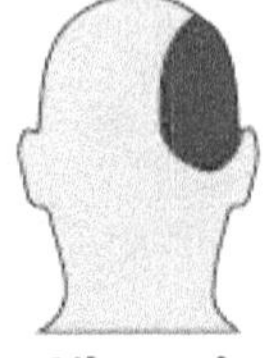
Migreeni

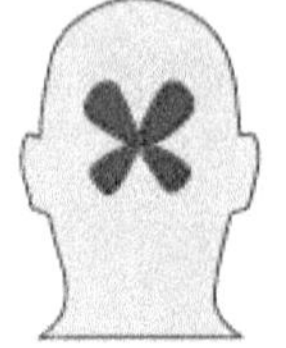
Poskiontelo

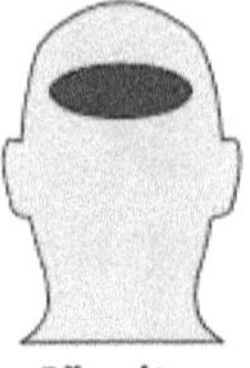
Jännitys

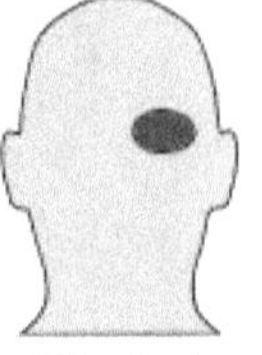
Klusteri

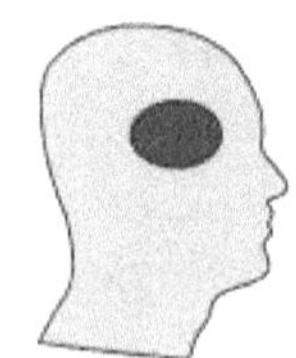
Leukanivelet

Päivämäärä: _____________   **Aika [ ]:** _____________

☐ ☐ ☐ ☐ ☐ ☐

Kivun vakavuus

1	2	3	4	5	6	7	8	9	10

Liipaisimet

☐ Nälkä	☐ Unettomuus
☐ Kirkkaat valot	☐ Sairaus
☐ Kahvi	☐ Väsymys
☐ Stressi työssä	☐ Hajut / Tuoksut
☐ Stressi kotona	☐ Liike
☐ Väliin jääneet ateriat	☐ Silmien rasitus
☐ Ahdistus	☐ _____________

Avustustoimenpiteet

Lääkitys	
Vesi	
Nukkua	
Harjoitus	
Muut	
Muut	

Huomautukset:

Migreeni lokikirja

Migreeni lokikirja

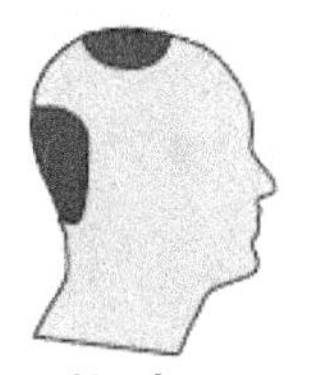 Kaula
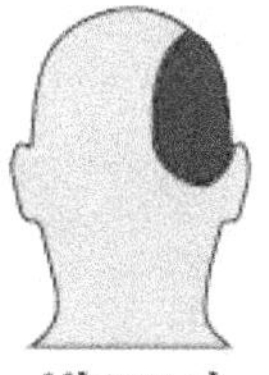 Migreeni
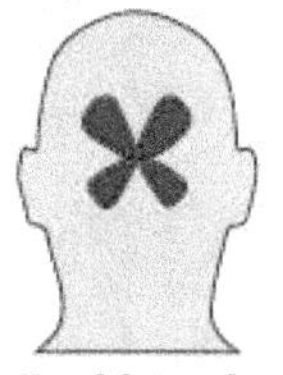 Poskiontelo
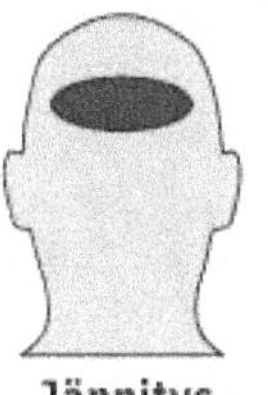 Jännitys
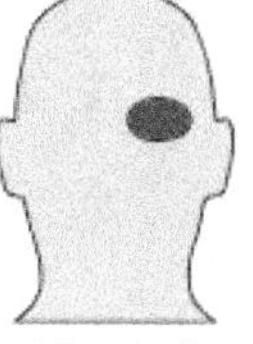 Klusteri
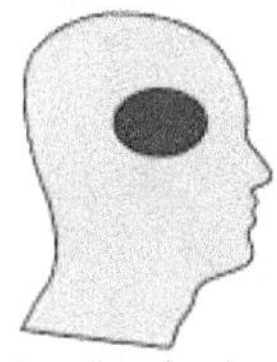 Leukanivelet

Päivämäärä: _______________ **Aika [ ]:** _______________

☐ ☐ ☐ ☐ ☐ ☐

Kivun vakavuus

1	2	3	4	5	6	7	8	9	10

Liipaisimet

☐ Nälkä ☐ Unettomuus

☐ Kirkkaat valot ☐ Sairaus

☐ Kahvi ☐ Väsymys

☐ Stressi työssä ☐ Hajut / Tuoksut

☐ Stressi kotona ☐ Liike

☐ Väliin jääneet ateriat ☐ Silmien rasitus

☐ Ahdistus ☐ _______________

Avustustoimenpiteet

Lääkitys	
Vesi	
Nukkua	
Harjoitus	
Muut	
Muut	

Huomautukset:

Migreeni lokikirja

Migreeni lokikirja

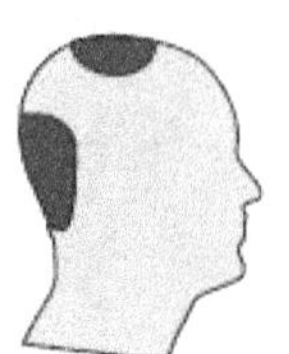 Kaula

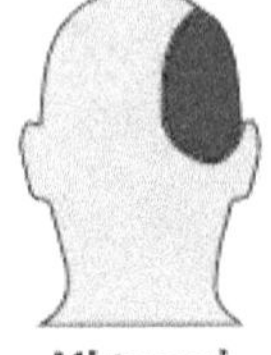 Migreeni

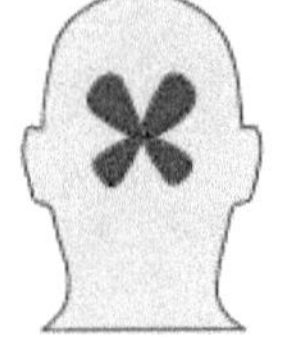 Poskiontelo

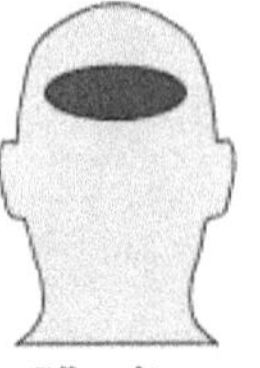 Jännitys

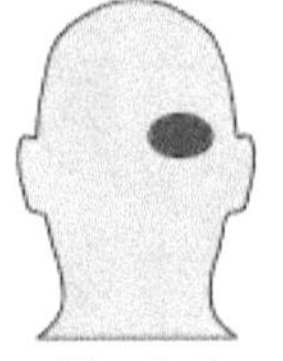 Klusteri

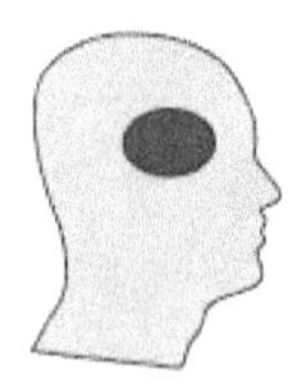 Leukanivelet

Päivämäärä: ______________   **Aika [ ]:** ______________

☐ ☐ ☐ ☐ ☐ ☐ 🌡 ______

Kivun vakavuus

1	2	3	4	5	6	7	8	9	10

Liipaisimet

☐ Nälkä ☐ Unettomuus

☐ Kirkkaat valot ☐ Sairaus

☐ Kahvi ☐ Väsymys

☐ Stressi työssä ☐ Hajut / Tuoksut

☐ Stressi kotona ☐ Liike

☐ Väliin jääneet ateriat ☐ Silmien rasitus

☐ Ahdistus ☐ ______________

Avustustoimenpiteet

Lääkitys	
Vesi	
Nukkua	
Harjoitus	
Muut	
Muut	

Huomautukset:

Migreeni lokikirja

Migreeni lokikirja

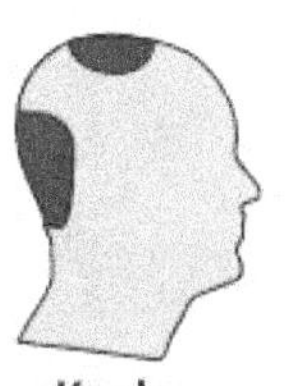 Kaula
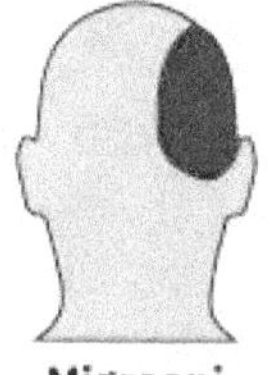 Migreeni
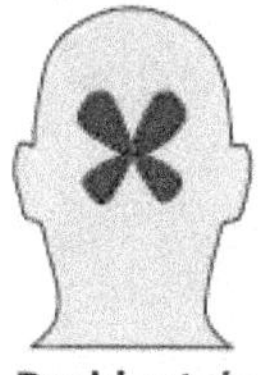 Poskiontelo
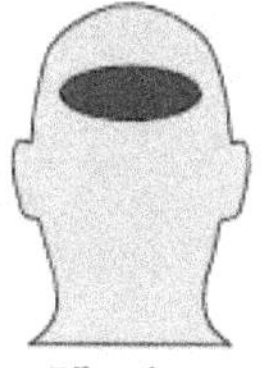 Jännitys
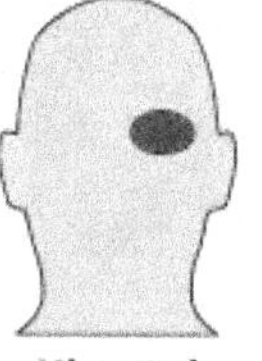 Klusteri
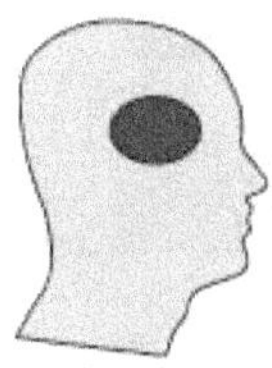 Leukanivelet

Päivämäärä: _____________   Aika [ ]: _____________

☐ ☐ ☐ ☐ ☐ ☐

Kivun vakavuus

1	2	3	4	5	6	7	8	9	10

Liipaisimet

☐ Nälkä   ☐ Unettomuus

☐ Kirkkaat valot   ☐ Sairaus

☐ Kahvi   ☐ Väsymys

☐ Stressi työssä   ☐ Hajut / Tuoksut

☐ Stressi kotona   ☐ Liike

☐ Väliin jääneet ateriat ☐ Silmien rasitus

☐ Ahdistus   ☐ _____________

Avustustoimenpiteet

Lääkitys	
Vesi	
Nukkua	
Harjoitus	
Muut	
Muut	

Huomautukset: _____________

Migreeni lokikirja

Migreeni lokikirja

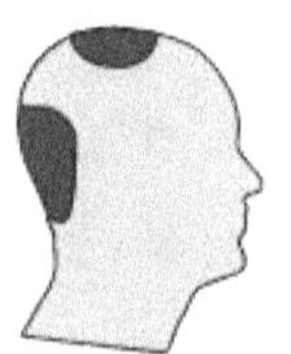
Kaula

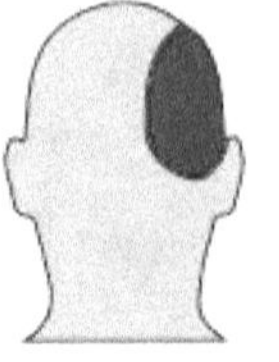
Migreeni

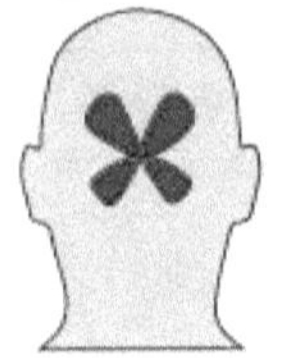
Poskiontelo

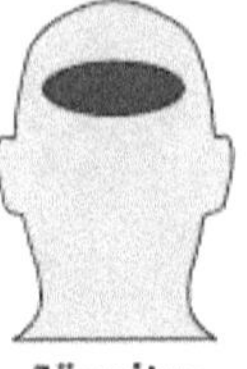
Jännitys

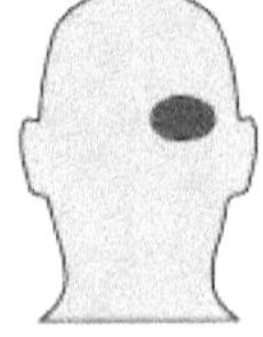
Klusteri

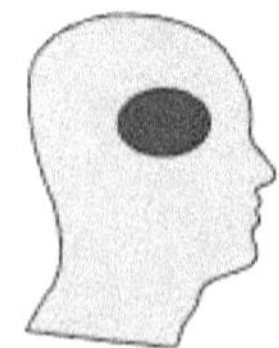
Leukanivelet

Päivämäärä: ___________   **Aika [ ]:** ___________

☐   ☐   ☐   ☐   ☐   ☐

Kivun vakavuus

1	2	3	4	5	6	7	8	9	10

Liipaisimet

☐ Nälkä	☐ Unettomuus
☐ Kirkkaat valot	☐ Sairaus
☐ Kahvi	☐ Väsymys
☐ Stressi työssä	☐ Hajut / Tuoksut
☐ Stressi kotona	☐ Liike
☐ Väliin jääneet ateriat	☐ Silmien rasitus
☐ Ahdistus	☐ _________

Avustustoimenpiteet

Lääkitys	
Vesi	
Nukkua	
Harjoitus	
Muut	
Muut	

Huomautukset:

Migreeni lokikirja

Migreeni lokikirja

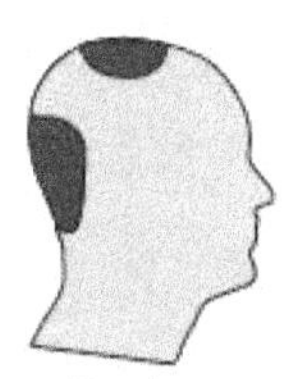

Kaula

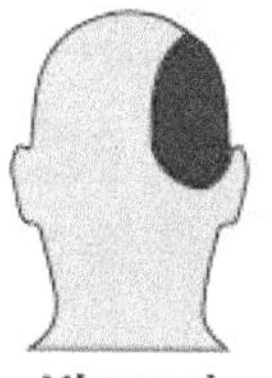

Migreeni

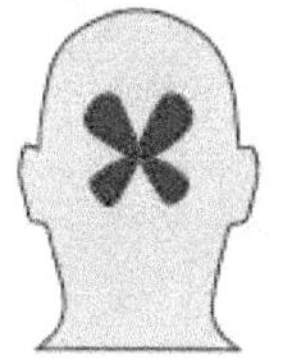

Poskiontelo

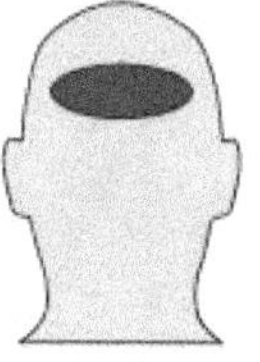

Jännitys

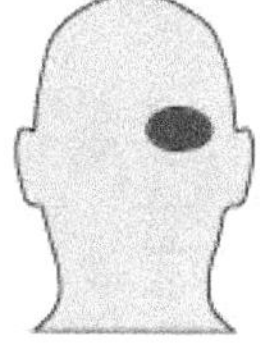

Klusteri

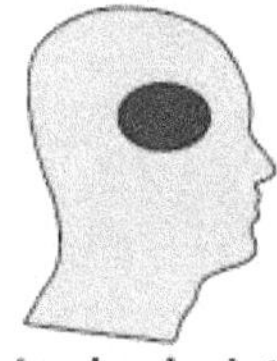

Leukanivelet

Päivämäärä: ______________________ **Aika [ ]:** ______________________

☐ ☐ ☐ ☐ ☐ ☐ ______________

Kivun vakavuus

1	2	3	4	5	6	7	8	9	10

Liipaisimet

☐ Nälkä   ☐ Unettomuus

☐ Kirkkaat valot   ☐ Sairaus

☐ Kahvi   ☐ Väsymys

☐ Stressi työssä   ☐ Hajut / Tuoksut

☐ Stressi kotona   ☐ Liike

☐ Väliin jääneet ateriat   ☐ Silmien rasitus

☐ Ahdistus   ☐ ______________

Avustustoimenpiteet

Lääkitys	
Vesi	
Nukkua	
Harjoitus	
Muut	
Muut	

Huomautukset: ______________________

Migreeni lokikirja

Migreeni lokikirja

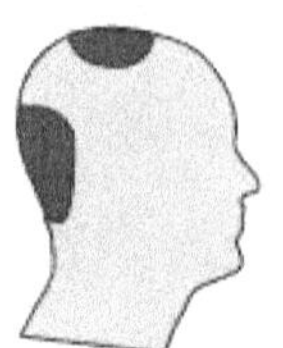 Kaula 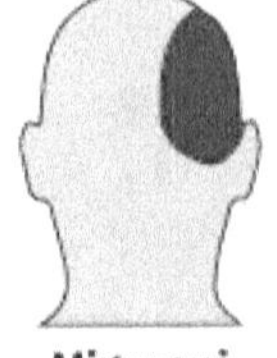 Migreeni 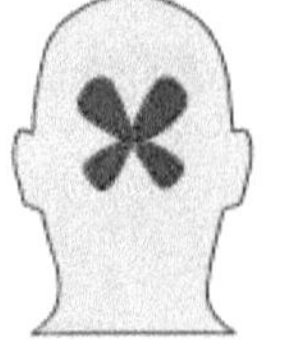 Poskiontelo 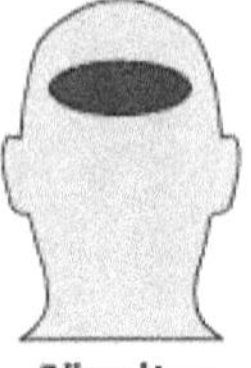 Jännitys 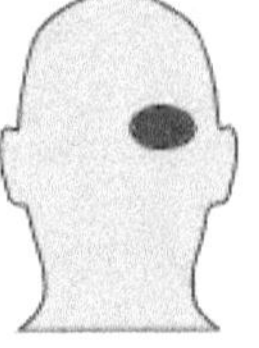 Klusteri 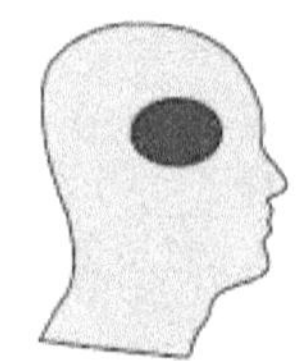 Leukanivelet

Päivämäärä: ______________   **Aika [ ]:** ______________

☀ ☐   ☁ ☐   🌤 ☐   🌦 ☐   🌧 ☐   🌨 ☐   🌡 ______

Kivun vakavuus

1	2	3	4	5	6	7	8	9	10

Liipaisimet

- ☐ Nälkä
- ☐ Kirkkaat valot
- ☐ Kahvi
- ☐ Stressi työssä
- ☐ Stressi kotona
- ☐ Väliin jääneet ateriat
- ☐ Ahdistus

- ☐ Unettomuus
- ☐ Sairaus
- ☐ Väsymys
- ☐ Hajut / Tuoksut
- ☐ Liike
- ☐ Silmien rasitus
- ☐ ______________

Avustustoimenpiteet

Lääkitys	
Vesi	
Nukkua	
Harjoitus	
Muut	
Muut	

Huomautukset:

Migreeni lokikirja

Migreeni lokikirja

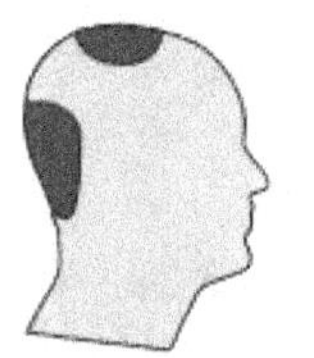
Kaula

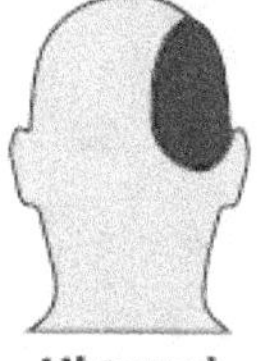
Migreeni

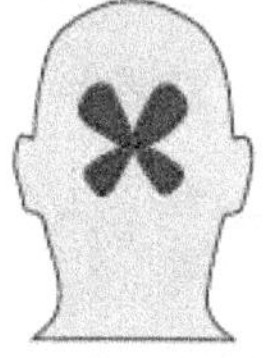
Poskiontelo

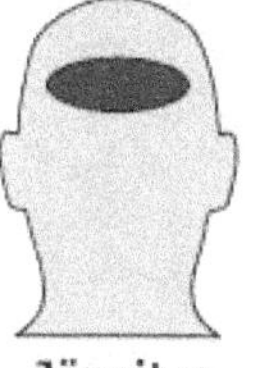
Jännitys

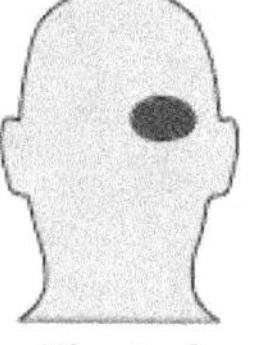
Klusteri

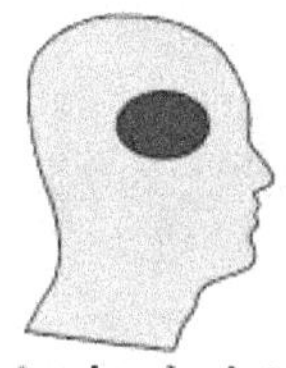
Leukanivelet

Päivämäärä: ___________________   **Aika [ ]:** ___________________

☐ ☐ ☐ ☐ ☐ ☐ 🌡 _______

Kivun vakavuus

1	2	3	4	5	6	7	8	9	10

Liipaisimet

☐ Nälkä   ☐ Unettomuus

☐ Kirkkaat valot   ☐ Sairaus

☐ Kahvi   ☐ Väsymys

☐ Stressi työssä   ☐ Hajut / Tuoksut

☐ Stressi kotona   ☐ Liike

☐ Väliin jääneet ateriat   ☐ Silmien rasitus

☐ Ahdistus   ☐ _______________

Avustustoimenpiteet

Lääkitys	
Vesi	
Nukkua	
Harjoitus	
Muut	
Muut	

Huomautukset:

Migreeni lokikirja

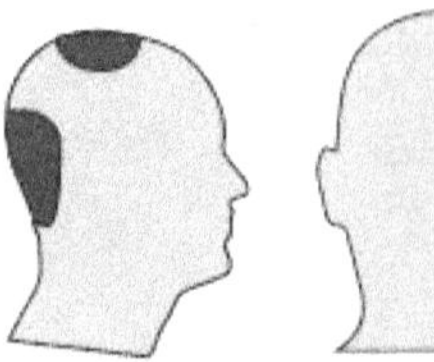
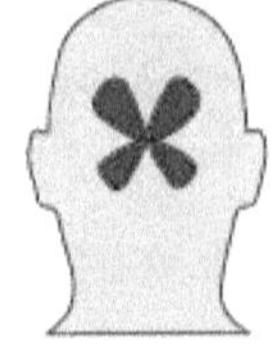
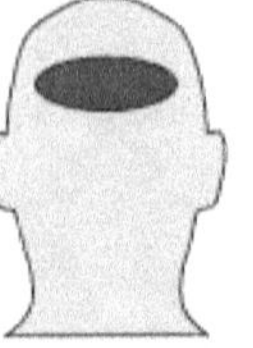
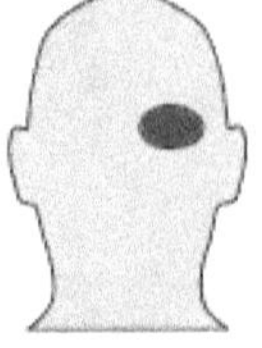
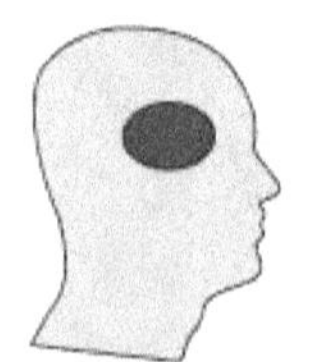

| Kaula | Migreeni | Poskiontelo | Jännitys | Klusteri | Leukanivelet |

Päivämäärä: _______________   **Aika [ ]:** _______________

☐ ☐ ☐ ☐ ☐ ☐

Kivun vakavuus

| 1 | 2 | 3 | 4 | 5 | 6 | 7 | 8 | 9 | 10 |

Liipaisimet

☐ Nälkä	☐ Unettomuus
☐ Kirkkaat valot	☐ Sairaus
☐ Kahvi	☐ Väsymys
☐ Stressi työssä	☐ Hajut / Tuoksut
☐ Stressi kotona	☐ Liike
☐ Väliin jääneet ateriat	☐ Silmien rasitus
☐ Ahdistus	☐ _______________

Avustustoimenpiteet

Lääkitys	
Vesi	
Nukkua	
Harjoitus	
Muut	
Muut	

Huomautukset:

Migreeni lokikirja

Migreeni lokikirja

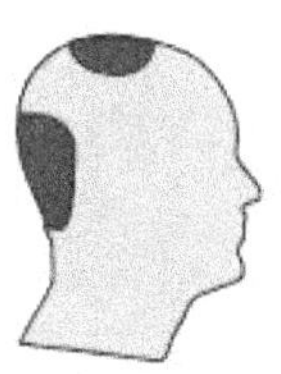

Kaula

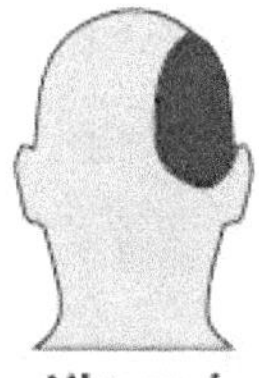

Migreeni

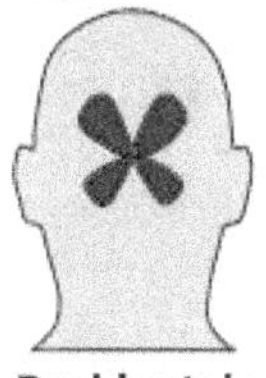

Poskiontelo

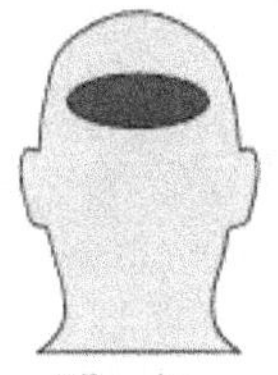

Jännitys

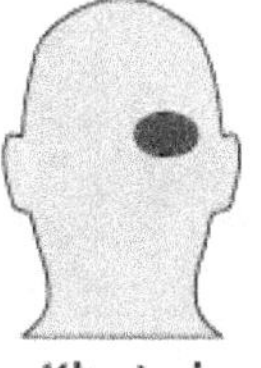

Klusteri

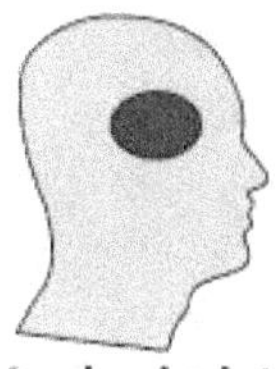

Leukanivelet

äivämäärä: ___________   **Aika [ ]:** ___________

☐ ☐ ☐ ☐ ☐ ☐ 🌡 ___________

Kivun vakavuus

1	2	3	4	5	6	7	8	9	10

Liipaisimet

☐ Nälkä	☐ Unettomuus
☐ Kirkkaat valot	☐ Sairaus
☐ Kahvi	☐ Väsymys
☐ Stressi työssä	☐ Hajut / Tuoksut
☐ Stressi kotona	☐ Liike
☐ Väliin jääneet ateriat	☐ Silmien rasitus
☐ Ahdistus	☐ ___________

Avustustoimenpiteet

Lääkitys	
Vesi	
Nukkua	
Harjoitus	
Muut	
Muut	

uomautukset: ___________

Migreeni lokikirja

Migreeni lokikirja

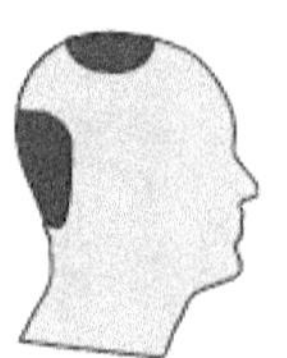 Kaula
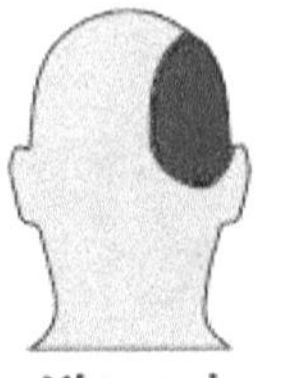 Migreeni
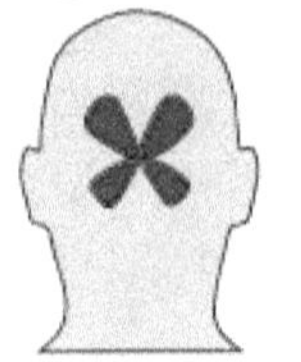 Poskiontelo
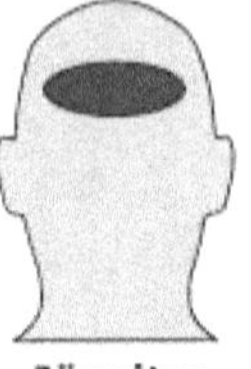 Jännitys
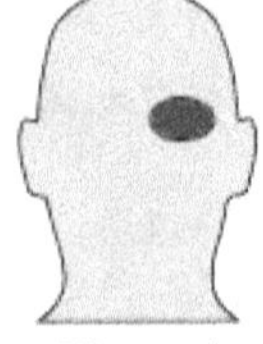 Klusteri
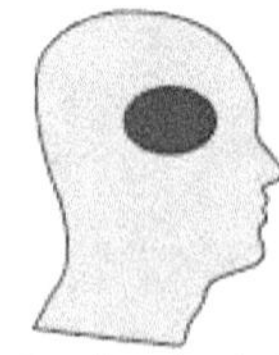 Leukanivelet

Päivämäärä: _______________   Aika [ ]: _______________

☐   ☐   ☐   ☐   ☐   ☐   🌡 ______

Kivun vakavuus

1	2	3	4	5	6	7	8	9	10

Liipaisimet

☐ Nälkä	☐ Unettomuus
☐ Kirkkaat valot	☐ Sairaus
☐ Kahvi	☐ Väsymys
☐ Stressi työssä	☐ Hajut / Tuoksut
☐ Stressi kotona	☐ Liike
☐ Väliin jääneet ateriat	☐ Silmien rasitus
☐ Ahdistus	☐ _____________

Avustustoimenpiteet

Lääkitys	
Vesi	
Nukkua	
Harjoitus	
Muut	
Muut	

Huomautukset:

Migreeni lokikirja

Migreeni lokikirja

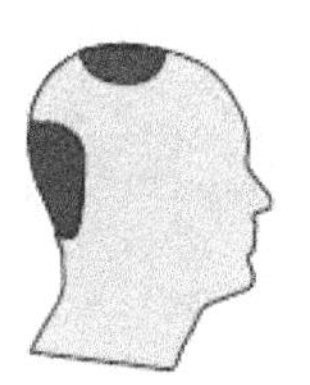
Kaula

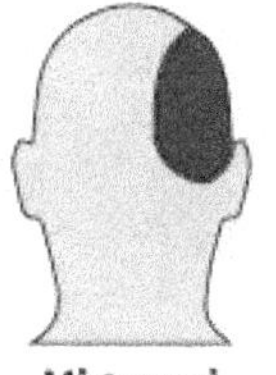
Migreeni

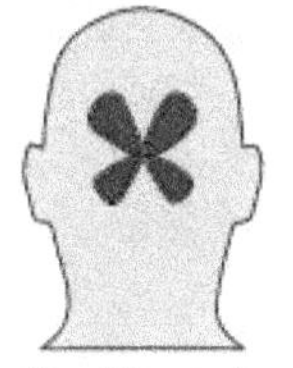
Poskiontelo

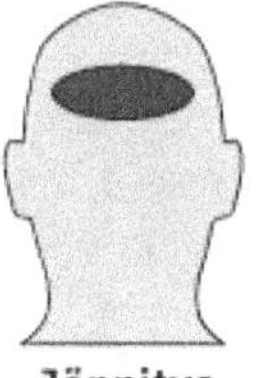
Jännitys

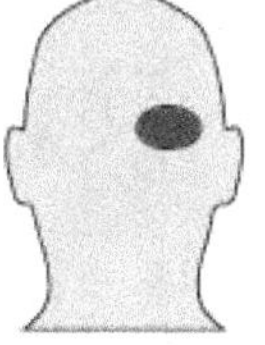
Klusteri

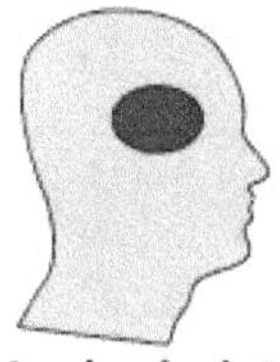
Leukanivelet

Päivämäärä: _______________   **Aika [ ]:** _______________

☐   ☐   ☐   ☐   ☐   ☐ | _______________

Kivun vakavuus

1	2	3	4	5	6	7	8	9	10

Liipaisimet

☐ Nälkä

☐ Kirkkaat valot

☐ Kahvi

☐ Stressi työssä

☐ Stressi kotona

☐ Väliin jääneet ateriat

☐ Ahdistus

☐ Unettomuus

☐ Sairaus

☐ Väsymys

☐ Hajut / Tuoksut

☐ Liike

☐ Silmien rasitus

☐ _______________

Avustustoimenpiteet

Lääkitys	
Vesi	
Nukkua	
Harjoitus	
Muut	
Muut	

Huomautukset: _______________

Migreeni lokikirja

Migreeni lokikirja

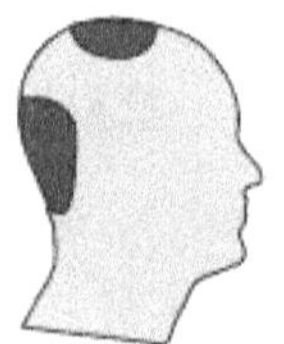 Kaula
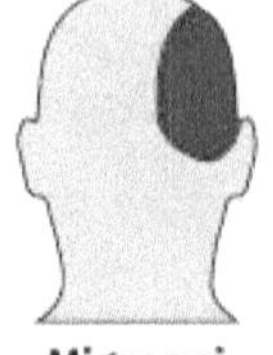 Migreeni
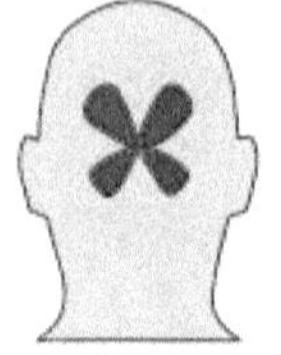 Poskiontelo
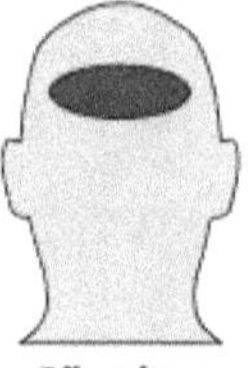 Jännitys
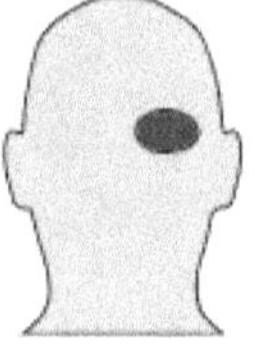 Klusteri
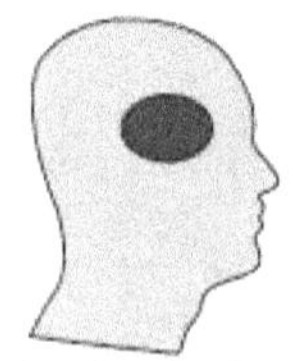 Leukanivelet

Päivämäärä: ___________ **Aika [ ]:** ___________

☐ ☐ ☐ ☐ ☐ ☐

Kivun vakavuus

1	2	3	4	5	6	7	8	9	10

Liipaisimet

☐ Nälkä ☐ Unettomuus

☐ Kirkkaat valot ☐ Sairaus

☐ Kahvi ☐ Väsymys

☐ Stressi työssä ☐ Hajut / Tuoksut

☐ Stressi kotona ☐ Liike

☐ Väliin jääneet ateriat ☐ Silmien rasitus

☐ Ahdistus ☐ ___________

Avustustoimenpiteet

Lääkitys	
Vesi	
Nukkua	
Harjoitus	
Muut	
Muut	

Huomautukset:

Migreeni lokikirja

Migreeni lokikirja

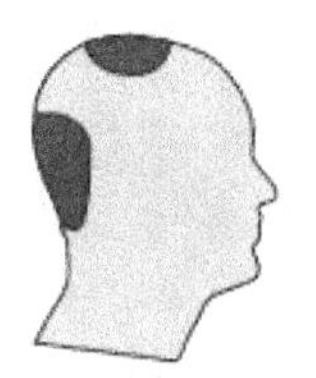
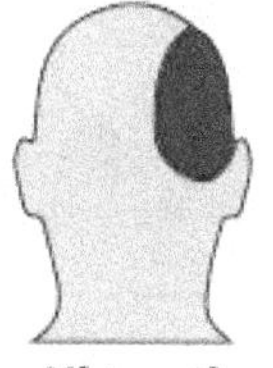
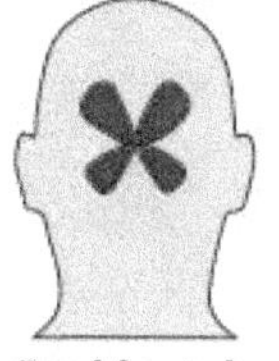
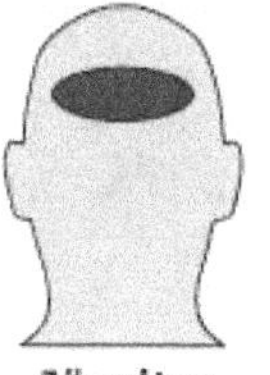
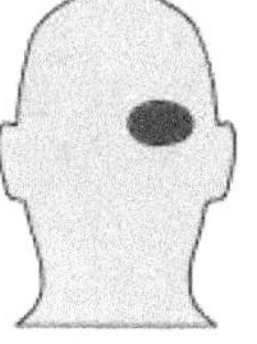
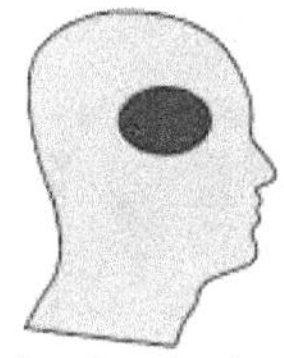

| Kaula | Migreeni | Poskiontelo | Jännitys | Klusteri | Leukanivelet |

Päivämäärä: ___________   **Aika [ ]:** ___________

☐   ☐   ☐   ☐   ☐   ☐   🌡 _______

Kivun vakavuus

1	2	3	4	5	6	7	8	9	10

Liipaisimet

☐ Nälkä	☐ Unettomuus
☐ Kirkkaat valot	☐ Sairaus
☐ Kahvi	☐ Väsymys
☐ Stressi työssä	☐ Hajut / Tuoksut
☐ Stressi kotona	☐ Liike
☐ Väliin jääneet ateriat	☐ Silmien rasitus
☐ Ahdistus	☐ ___________

Avustustoimenpiteet

Lääkitys	
Vesi	
Nukkua	
Harjoitus	
Muut	
Muut	

Huomautukset:

Migreeni lokikirja

Migreeni lokikirja

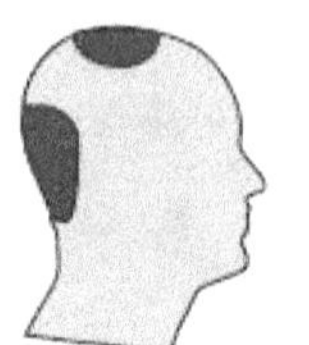

Kaula

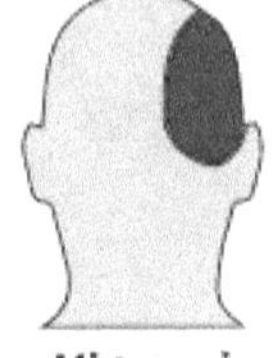

Migreeni

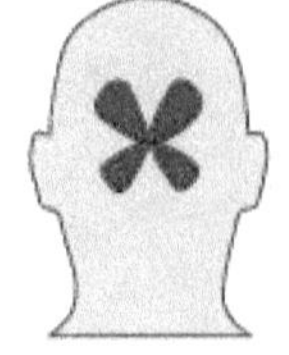

Poskiontelo

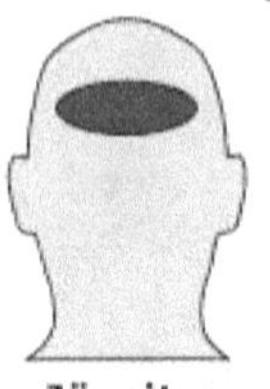

Jännitys

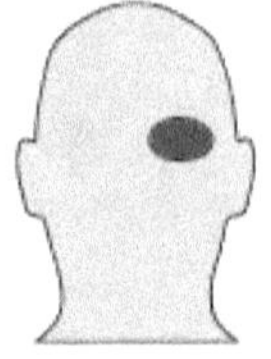

Klusteri

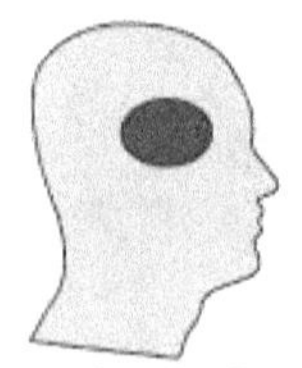

Leukanivelet

Päivämäärä: _______________ **Aika [ ]:** _______________

☐ ☐ ☐ ☐ ☐ ☐

Kivun vakavuus

1	2	3	4	5	6	7	8	9	10

Liipaisimet

☐ Nälkä   ☐ Unettomuus

☐ Kirkkaat valot   ☐ Sairaus

☐ Kahvi   ☐ Väsymys

☐ Stressi työssä   ☐ Hajut / Tuoksut

☐ Stressi kotona   ☐ Liike

☐ Väliin jääneet ateriat   ☐ Silmien rasitus

☐ Ahdistus   ☐ _______________

Avustustoimenpiteet

Lääkitys	
Vesi	
Nukkua	
Harjoitus	
Muut	
Muut	

Huomautukset:

Migreeni lokikirja

Migreeni lokikirja

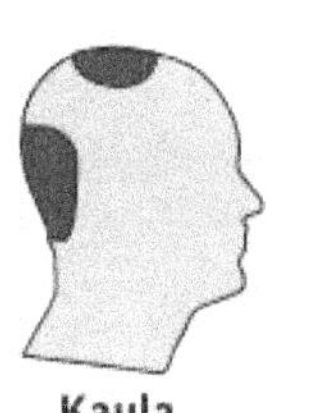 Kaula
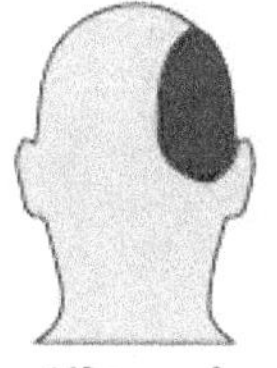 Migreeni
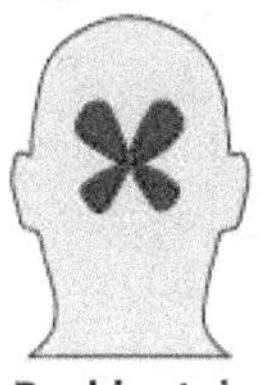 Poskiontelo
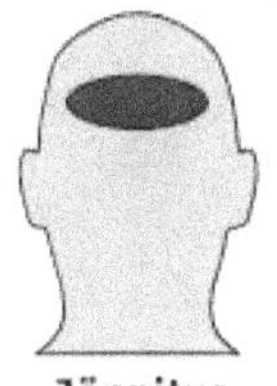 Jännitys
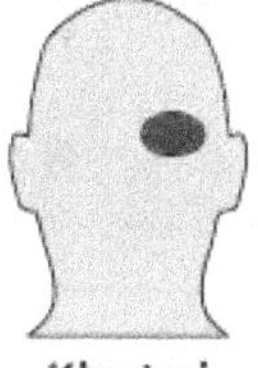 Klusteri
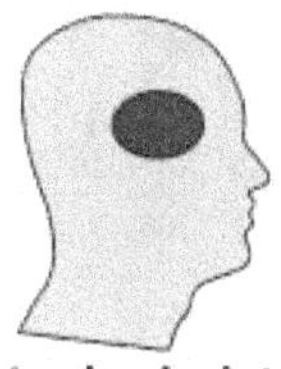 Leukanivelet

äivämäärä: __________________ Aika [ ]: __________________

☐ ☐ ☐ ☐ ☐ ☐

Kivun vakavuus

1	2	3	4	5	6	7	8	9	10

Liipaisimet

☐ Nälkä	☐ Unettomuus
☐ Kirkkaat valot	☐ Sairaus
☐ Kahvi	☐ Väsymys
☐ Stressi työssä	☐ Hajut / Tuoksut
☐ Stressi kotona	☐ Liike
☐ Väliin jääneet ateriat	☐ Silmien rasitus
☐ Ahdistus	☐ __________

Avustustoimenpiteet

Lääkitys	
Vesi	
Nukkua	
Harjoitus	
Muut	
Muut	

uomautukset:

Migreeni lokikirja
Migreeni lokikirja

Migreeni lokikirja

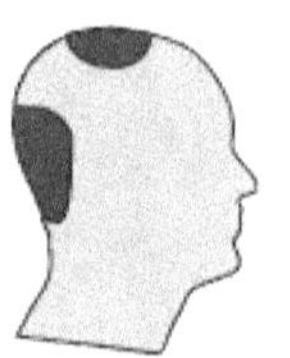 Kaula 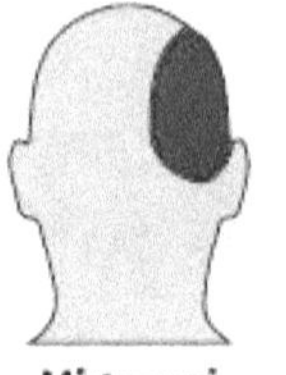 Migreeni 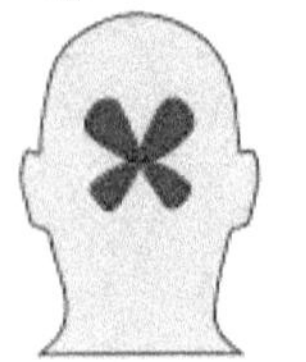 Poskiontelo 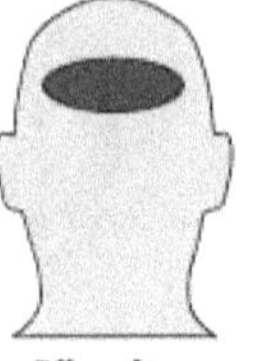 Jännitys 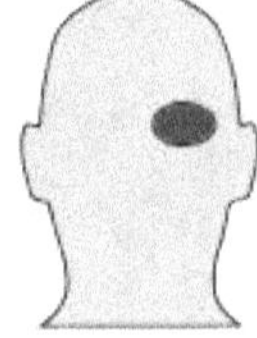 Klusteri 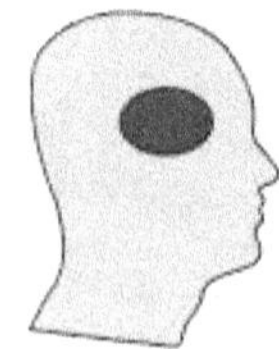 Leukanivelet

Päivämäärä: _______________   **Aika [ ]:** _______________

☐ ☐ ☐ ☐ ☐ ☐

Kivun vakavuus

1	2	3	4	5	6	7	8	9	10

Liipaisimet

☐ Nälkä	☐ Unettomuus
☐ Kirkkaat valot	☐ Sairaus
☐ Kahvi	☐ Väsymys
☐ Stressi työssä	☐ Hajut / Tuoksut
☐ Stressi kotona	☐ Liike
☐ Väliin jääneet ateriat	☐ Silmien rasitus
☐ Ahdistus	☐ _______________

Avustustoimenpiteet

Lääkitys	
Vesi	
Nukkua	
Harjoitus	
Muut	
Muut	

Huomautukset:

Migreeni lokikirja

Migreeni lokikirja

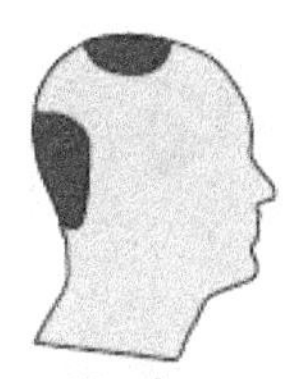
Kaula

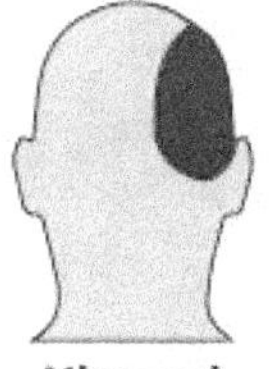
Migreeni

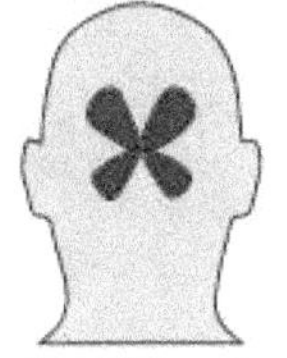
Poskiontelo

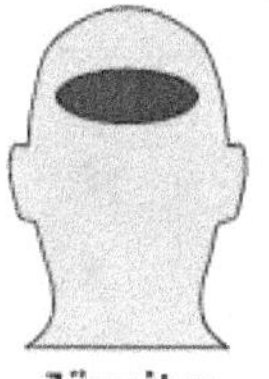
Jännitys

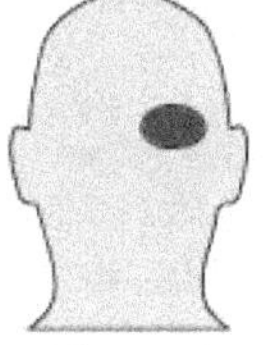
Klusteri

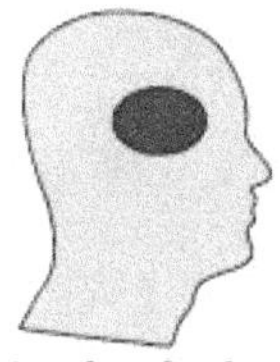
Leukanivelet

Päivämäärä: __________   Aika [ ]: __________

☐ ☐ ☐ ☐ ☐ ☐

Kivun vakavuus

1	2	3	4	5	6	7	8	9	10

Liipaisimet

☐ Nälkä   ☐ Unettomuus

☐ Kirkkaat valot   ☐ Sairaus

☐ Kahvi   ☐ Väsymys

☐ Stressi työssä   ☐ Hajut / Tuoksut

☐ Stressi kotona   ☐ Liike

☐ Väliin jääneet ateriat   ☐ Silmien rasitus

☐ Ahdistus   ☐ __________

Avustustoimenpiteet

Lääkitys	
Vesi	
Nukkua	
Harjoitus	
Muut	
Muut	

Huomautukset: __________

Migreeni lokikirja

Migreeni lokikirja

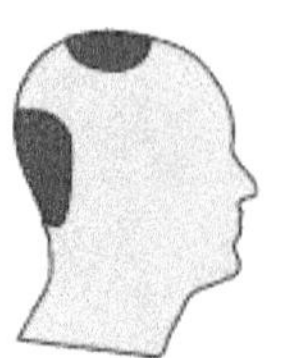 Kaula
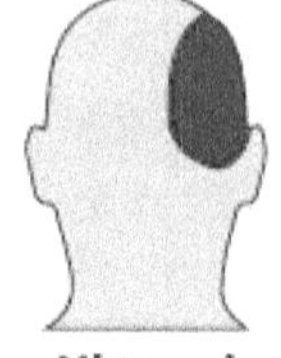 Migreeni
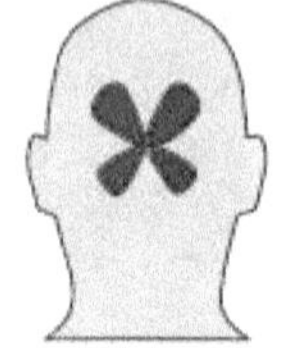 Poskiontelo
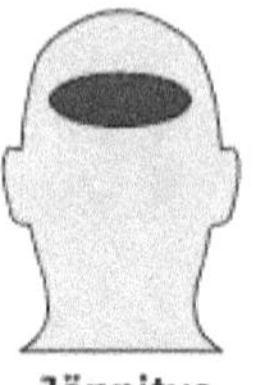 Jännitys
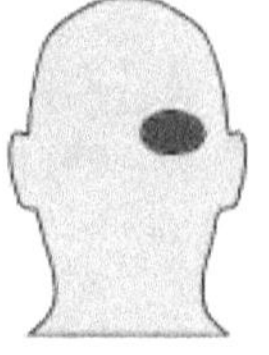 Klusteri
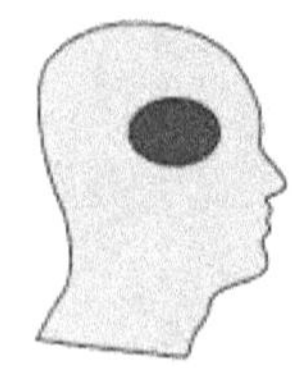 Leukanivelet

Päivämäärä: _______________ **Aika [ ]:** _______________

☐ ☐ ☐ ☐ ☐ ☐ 🌡 ___________

Kivun vakavuus

1	2	3	4	5	6	7	8	9	10

Liipaisimet

☐ Nälkä	☐ Unettomuus
☐ Kirkkaat valot	☐ Sairaus
☐ Kahvi	☐ Väsymys
☐ Stressi työssä	☐ Hajut / Tuoksut
☐ Stressi kotona	☐ Liike
☐ Väliin jääneet ateriat	☐ Silmien rasitus
☐ Ahdistus	☐ _____________

Avustustoimenpiteet

Lääkitys	
Vesi	
Nukkua	
Harjoitus	
Muut	
Muut	

Huomautukset:

Migreeni lokikirja

Migreeni lokikirja

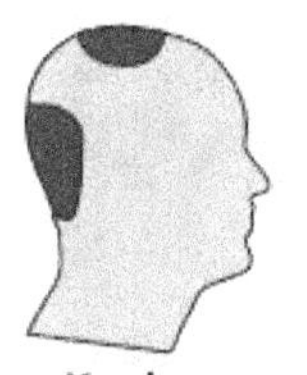 Kaula
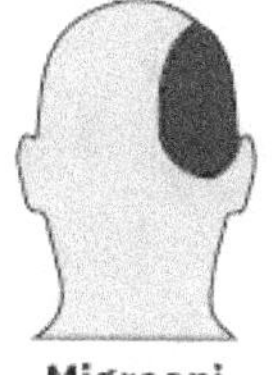 Migreeni
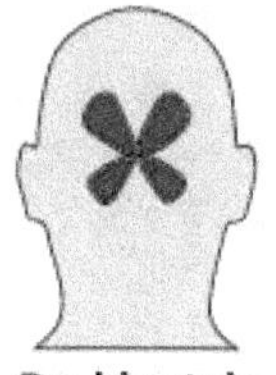 Poskiontelo
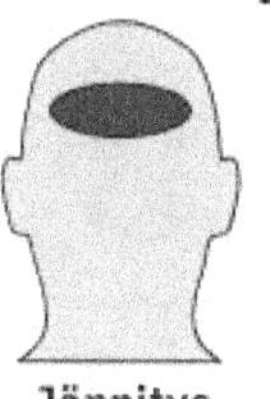 Jännitys
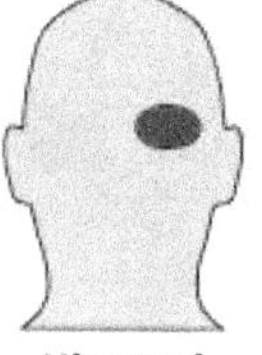 Klusteri
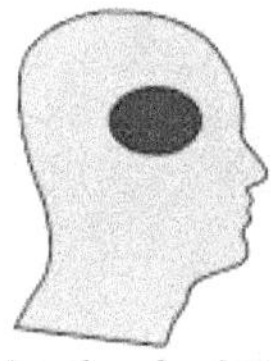 Leukanivelet

Päivämäärä: ___________ **Aika [ ]:** ___________

☐ ☐ ☐ ☐ ☐ ☐

Kivun vakavuus

1	2	3	4	5	6	7	8	9	10

Liipaisimet

☐ Nälkä ☐ Unettomuus

☐ Kirkkaat valot ☐ Sairaus

☐ Kahvi ☐ Väsymys

☐ Stressi työssä ☐ Hajut / Tuoksut

☐ Stressi kotona ☐ Liike

☐ Väliin jääneet ateriat ☐ Silmien rasitus

☐ Ahdistus ☐ ___________

Avustustoimenpiteet

Lääkitys	
Vesi	
Nukkua	
Harjoitus	
Muut	
Muut	

Huomautukset:

Migreeni lokikirja

Migreeni lokikirja

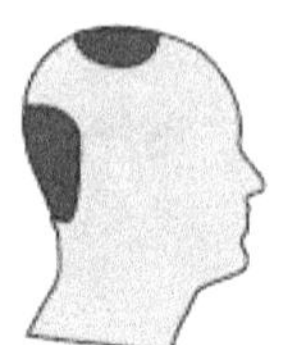 Kaula
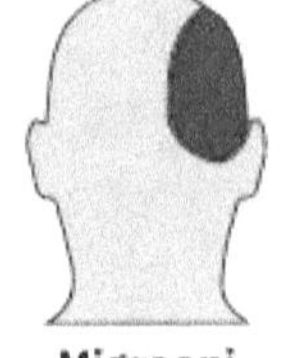 Migreeni
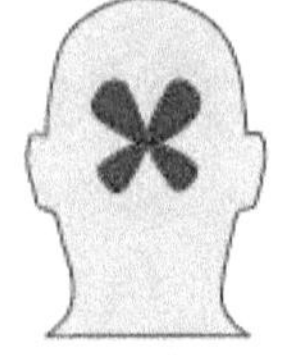 Poskiontelo
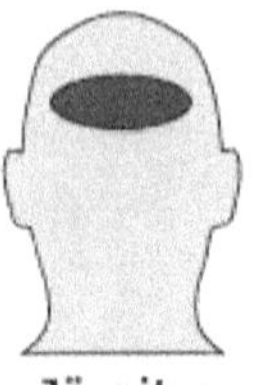 Jännitys
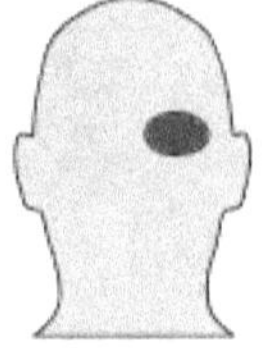 Klusteri
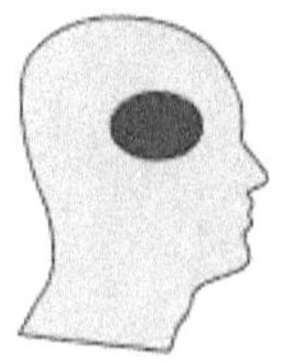 Leukanivelet

Päivämäärä: _____________ **Aika [ ]:** _____________

☐ ☐ ☐ ☐ ☐ ☐

Kivun vakavuus

1	2	3	4	5	6	7	8	9	10

Liipaisimet

☐ Nälkä   ☐ Unettomuus

☐ Kirkkaat valot   ☐ Sairaus

☐ Kahvi   ☐ Väsymys

☐ Stressi työssä   ☐ Hajut / Tuoksut

☐ Stressi kotona   ☐ Liike

☐ Väliin jääneet ateriat   ☐ Silmien rasitus

☐ Ahdistus   ☐ _____________

Avustustoimenpiteet

Lääkitys	
Vesi	
Nukkua	
Harjoitus	
Muut	
Muut	

Huomautukset:

Migreeni lokikirja

Migreeni lokikirja

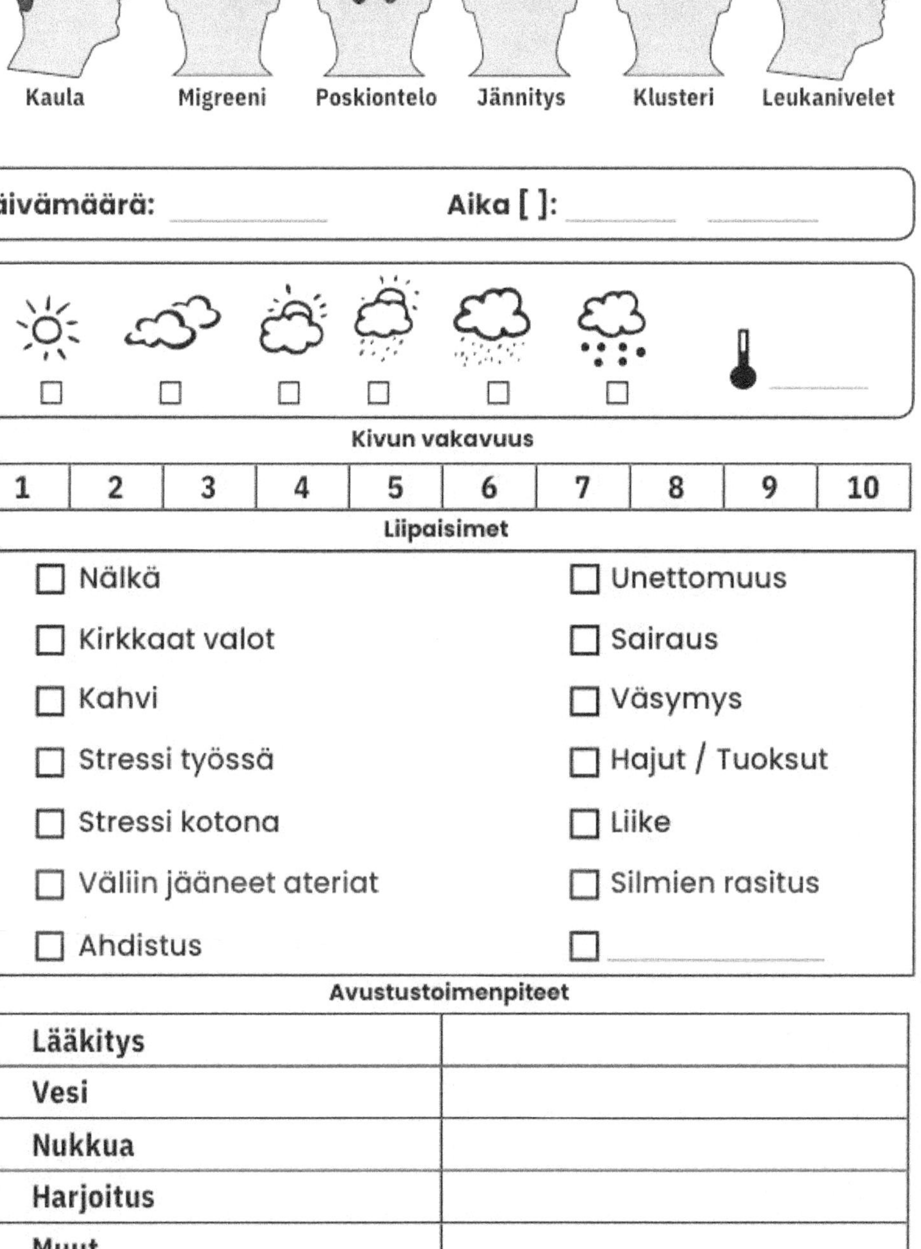

äivämäärä: _______________   Aika [ ]: _______________

Kivun vakavuus

1	2	3	4	5	6	7	8	9	10

Liipaisimet

- ☐ Nälkä
- ☐ Kirkkaat valot
- ☐ Kahvi
- ☐ Stressi työssä
- ☐ Stressi kotona
- ☐ Väliin jääneet ateriat
- ☐ Ahdistus

- ☐ Unettomuus
- ☐ Sairaus
- ☐ Väsymys
- ☐ Hajut / Tuoksut
- ☐ Liike
- ☐ Silmien rasitus
- ☐ _______________

Avustustoimenpiteet

Lääkitys	
Vesi	
Nukkua	
Harjoitus	
Muut	
Muut	

uomautukset: _______________

Migreeni lokikirja

Migreeni lokikirja

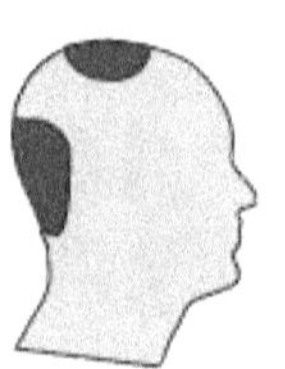
Kaula

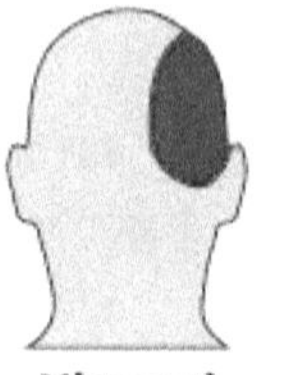
Migreeni

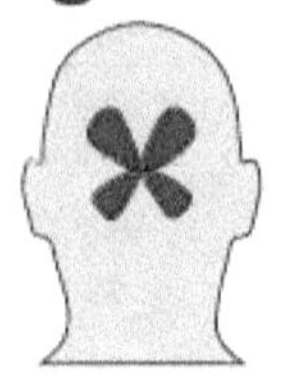
Poskiontelo

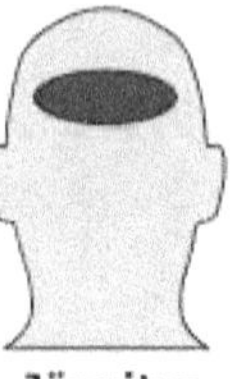
Jännitys

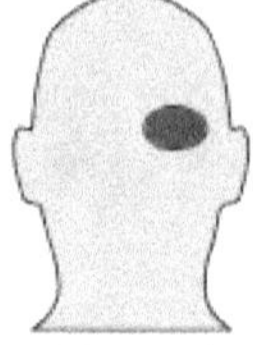
Klusteri

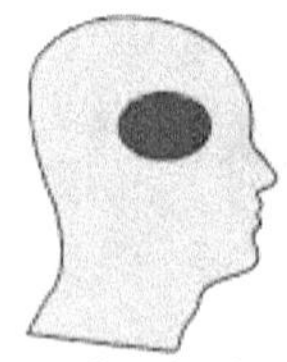
Leukanivelet

Päivämäärä: ___________   **Aika [ ]:** ___________

☐   ☐   ☐   ☐   ☐   ☐

Kivun vakavuus

1	2	3	4	5	6	7	8	9	10

Liipaisimet

☐ Nälkä   ☐ Unettomuus

☐ Kirkkaat valot   ☐ Sairaus

☐ Kahvi   ☐ Väsymys

☐ Stressi työssä   ☐ Hajut / Tuoksut

☐ Stressi kotona   ☐ Liike

☐ Väliin jääneet ateriat   ☐ Silmien rasitus

☐ Ahdistus   ☐ ___________

Avustustoimenpiteet

Lääkitys	
Vesi	
Nukkua	
Harjoitus	
Muut	
Muut	

Huomautukset:

Migreeni lokikirja

Migreeni lokikirja

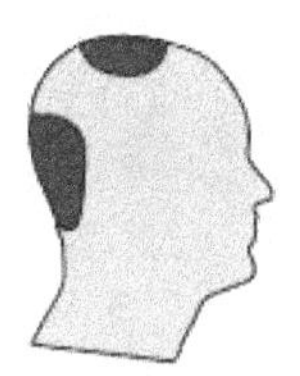

Kaula

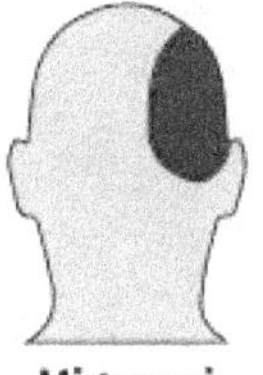

Migreeni

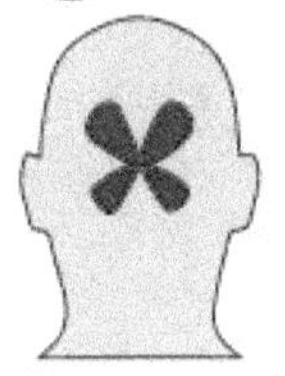

Poskiontelo

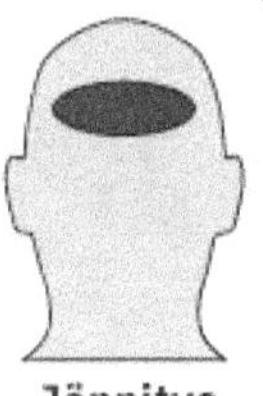

Jännitys

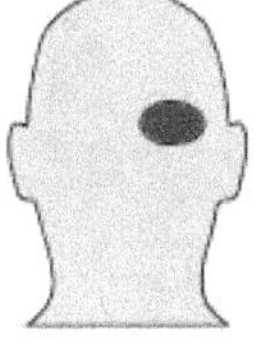

Klusteri

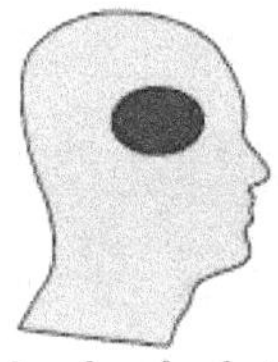

Leukanivelet

Päivämäärä: _______________ **Aika [ ]:** _______________

☐ ☐ ☐ ☐ ☐ ☐

Kivun vakavuus

1	2	3	4	5	6	7	8	9	10

Liipaisimet

☐ Nälkä ☐ Unettomuus

☐ Kirkkaat valot ☐ Sairaus

☐ Kahvi ☐ Väsymys

☐ Stressi työssä ☐ Hajut / Tuoksut

☐ Stressi kotona ☐ Liike

☐ Väliin jääneet ateriat ☐ Silmien rasitus

☐ Ahdistus ☐ _______________

Avustustoimenpiteet

Lääkitys	
Vesi	
Nukkua	
Harjoitus	
Muut	
Muut	

Huomautukset:

Migreeni lokikirja

Migreeni lokikirja

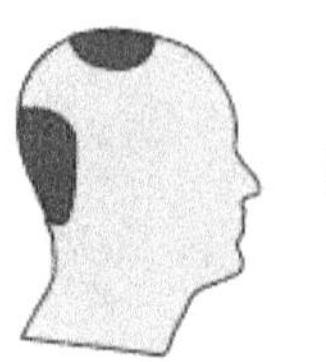

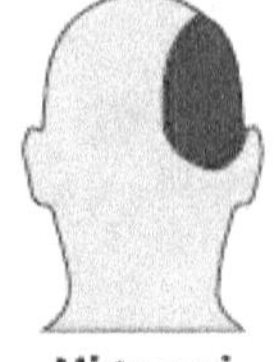

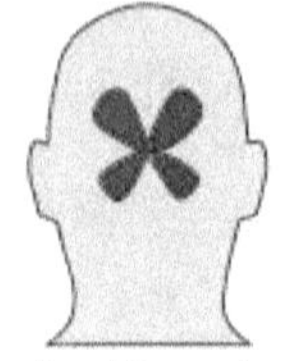

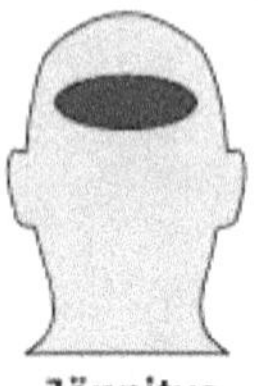

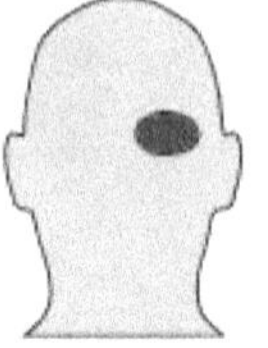

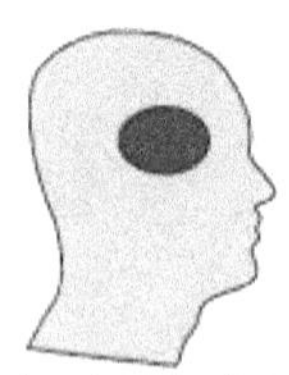

Päivämäärä: _______________ **Aika [ ]:** _______________

Kivun vakavuus

1	2	3	4	5	6	7	8	9	10

Liipaisimet

- ☐ Nälkä
- ☐ Kirkkaat valot
- ☐ Kahvi
- ☐ Stressi työssä
- ☐ Stressi kotona
- ☐ Väliin jääneet ateriat
- ☐ Ahdistus
- ☐ Unettomuus
- ☐ Sairaus
- ☐ Väsymys
- ☐ Hajut / Tuoksut
- ☐ Liike
- ☐ Silmien rasitus
- ☐ _______________

Avustustoimenpiteet

Lääkitys	
Vesi	
Nukkua	
Harjoitus	
Muut	
Muut	

Huomautukset:

Migreeni lokikirja

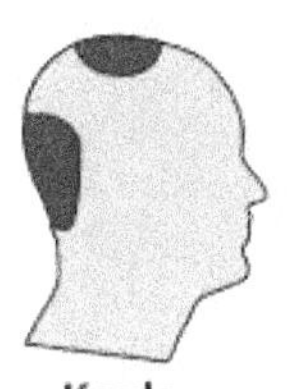
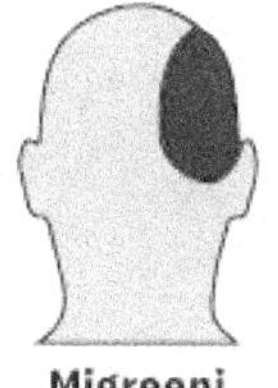
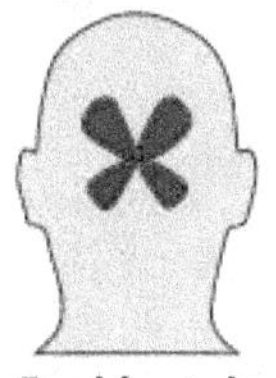
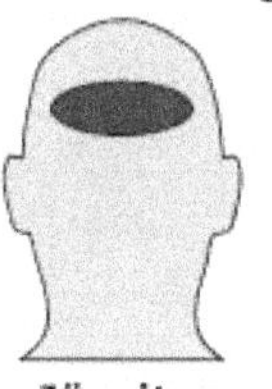
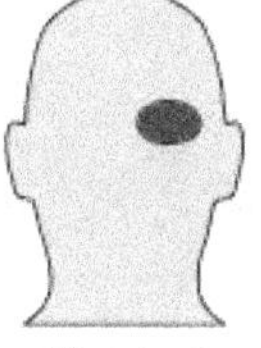
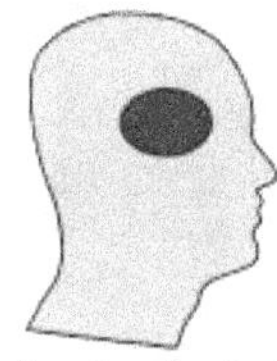

| Kaula | Migreeni | Poskiontelo | Jännitys | Klusteri | Leukanivelet |

Päivämäärä: _______________   **Aika [ ]:** _______________

☐ ☐ ☐ ☐ ☐ ☐   🌡 _______

Kivun vakavuus

1	2	3	4	5	6	7	8	9	10

Liipaisimet

☐ Nälkä		☐ Unettomuus
☐ Kirkkaat valot		☐ Sairaus
☐ Kahvi		☐ Väsymys
☐ Stressi työssä		☐ Hajut / Tuoksut
☐ Stressi kotona		☐ Liike
☐ Väliin jääneet ateriat		☐ Silmien rasitus
☐ Ahdistus		☐ _______________

Avustustoimenpiteet

Lääkitys	
Vesi	
Nukkua	
Harjoitus	
Muut	
Muut	

Huomautukset: _______________

www.ingramcontent.com/pod-product-compliance
Lightning Source LLC
Chambersburg PA
CBHW060954050726
47592CB00003B/1226